EUGÈNE-LOUIS DOYEN

Chirurgien génial et scandaleux de la Belle Époque

Médecine à travers les siècles

Collection dirigée par le Docteur Xavier Riaud

L'objectif de cette collection est de constituer « une histoire grand public » de la médecine ainsi que de ses acteurs plus ou moins connus, de l'Antiquité à nos jours.
Si elle se veut un hommage à ceux qui ont contribué au progrès de l'humanité, elle ne néglige pas pour autant les zones d'ombre ou les dérives de la science médicale.
C'est en ce sens que – conformément à ce que devrait être l'enseignement de l'histoire –, elle ambitionne une « vision globale » et non partielle ou partiale comme cela est trop souvent le cas.

Dernières parutions

Maxime COURNAULT, *Un ordre pour les chirurgiens-dentistes en France. 24 septembre 1945*, 2018.
Pierre AUBRY, avec la collaboration de Bernard-Alex GAÜZÈRE, *Jean et Charles-Guillaume Viguerie. La chirurgie toulousaine aux XVIIIe et XIXe siècles*, 2018.
Gérard ALEXANDRE, *Histoire d'os. Mémoire d'un chirurgien orthopédiste (1959/2017)*, 2018.
Michel A. GERMAIN, *Les sarcomes osseux chez l'enfant. Une longue histoire*, 2018.
Philippe SCHERPEREEL, Marc DECOULX, Gérard BISERTE †, *Histoire de la faculté de médecine et des hôpitaux de Lille*, 2018.
Jacques CHABANNES, *La neurochirurgie en Auvergne. Quarante années fondatrices (1953-1993)*, 2018.
Michel A. GERMAIN, Frédéric Chopin (1810-1849). *Un musicien de génie atteint d'une maladie rare, la mucoviscidose*, 2018.
André Julien FABRE, *Médecins et politique. Galerie de portraits de médecins politiciens à travers les âges*, 2018.
Jacques VASSAULT, *Contribution à l'histoire de l'asile d'aliénés d'Évreux. Tome II : Les pratiques*, 2018.
Jacques VASSAULT, *Contribution à l'histoire de l'asile d'aliénés d'Évreux. Tome I : Création de l'établissement*, 2018.

Philippe Scherpereel

EUGÈNE-LOUIS DOYEN

Chirurgien génial et scandaleux de la Belle Époque

L'Harmattan

Du même auteur
aux éditions L'Harmattan

Philosophie et médecine, 2017

Médecins et infirmières
dans la guerre de Crimée. 1854-1856, 2016

Pietro d'Abano. Médecin et philosophe de Padoue, 2016

Albert Calmette. « Jusqu'à ce que mes yeux se ferment. », 2016

Histoire de la faculté de médecine
et des hôpitaux de Lille, 2018

5-7, rue de l'Ecole-Polytechnique, 75005 Paris

http://www.editions-harmattan.fr

ISBN : 978-2-343-16126-6
EAN : 9782343161266

PRÉAMBULE

Doyen... mais il me faudrait six volumes pour dire ce que j'ai vu de ce phénomène.

Julien Besançon. *Les jours de l'homme*

Au cours de ma longue carrière d'anesthésiste réanimateur j'ai côtoyé de nombreux chirurgiens. Bien qu'ils n'aient pas été toujours faciles à vivre, j'ai éprouvé beaucoup d'admiration pour la plupart, et de l'amitié pour certains d'entre eux. Lorsque j'ai commencé mes études de médecine, j'avais l'ambition de devenir chirurgien, mais je n'avais certainement pas les qualités, et probablement pas les défauts, nécessaires pour le devenir. Nommé externe, je passais beaucoup de temps au bloc opératoire et mon conférencier d'internat m'incita à choisir des stages de médecine en me disant : « il te sera toujours temps d'apprendre à faire des nœuds plus tard ». L'aspect intellectuel de la médecine, reconnu au cours de l'histoire, à l'opposé du côté manuel (χειρος έργον) des chirurgiens, me séduisit, et nommé interne je me dirigeais résolument vers les grandes disciplines médicales dont la fréquentation formait des internistes alors que maintenant l'internat se passe entièrement dans une spécialité plus ou moins imposée par le classement à l'examen national classant.

La découverte fortuite que je fis d'Eugène Doyen me permit de retrouver dans un même personnage l'admiration que j'avais pour les chirurgiens et la répulsion que m'inspiraient leurs sautes de caractère. Il n'y a rien de plus gratifiant que de travailler en étroite collaboration entre un anesthésiste réanimateur et un chirurgien qui inspire la confiance par son intelligence du patient, son calme et sa dextérité. En revanche, j'en ai connu hurlant et trépignant, terrorisant leur entourage, faisant valser les instruments, un bistouri venant se ficher comme une fléchette dans une porte de bloc, un interphone bavard finissant piétiné par une botte vengeresse. La tradition de brutalité et de grossièreté langagière en salle d'opération a atteint même les plus grands qui redeviennent avenants et aimables à la sortie du bloc ou dès qu'un micro de radio ou une caméra de télévision se pointe à proximité. La théorie de mon maître, Pierre Viars, était qu'un « *chirurgien qui gueule est un chirurgien qui a peur* ». Cette phrase qu'il prononça lors de notre premier entretien me revint en mémoire très souvent par la suite pour m'aider à surmonter des situations conflictuelles. Ma première aide opératoire en traumatologie fut un calvaire. Pendant toute l'intervention, le chirurgien m'agonit d'injures alors que je m'efforçais, étant novice, à faire de mon mieux. Je m'attendais à ce que l'engueulade continue une fois l'intervention terminée, mais je reçus une tape amicale dans le dos et le chirurgien avec un large sourire me dit : « Eh bien, on a mouillé la chemise ».

La Belle Epoque est cette période étonnante où la montée des périls côtoie une insouciance débridée, où l'art pompier coexiste avec le cubisme et l'art abstrait, où une pratique médicale empirique se croise avec les premières grandes découvertes. Eugène Doyen est à la croisée de pratiques thérapeutiques anachroniques et des progrès fulgurants de la science médicale. Les règles éthiques de l'expérimentation n'ont pas encore fait leur apparition, l'hygiène et l'asepsie sont encore méconnues au bloc opératoire, l'anesthésie et l'analgésie demeurent rudimentaires et des personnages comme Doyen ont un vaste champ de recherche qui s'ouvre devant ceux qui ont une curiosité universelle et une pratique généraliste. Plus que l'attrait un peu abstrait d'une découverte, Doyen est possédé par une volonté d'innovation pratique. Il s'agit moins de découvrir de nouvelles connaissances que de mettre au point de nouvelles techniques. Dans tous les domaines de la chirurgie, de l'anesthésie et de la réanimation, de l'enseignement audiovisuel, Doyen sera un précurseur, ce qui lui vaudra l'animosité de ses confrères, en particulier universitaires, tant par jalousie que par conservatisme. Il était en permanente ébullition à la recherche d'inventions, tantôt géniales, tantôt farfelues.

Cette époque qui précède les grands bouleversements de la guerre est faite d'années folles où tout semble possible. On a rarement qualifié cette période de révolutionnaire alors que la bourgeoisie tenait le haut du pavé mais les plaques tectoniques de la société s'étaient mises en mouvement et allaient aboutir à la guerre mondiale avec ses millions de morts, au communisme et au fascisme, aux grandes découvertes médicales et scientifiques, à l'émergence d'un art moderne. Doyen fut le reflet de son époque bouillonnante, toute en contraste, en gestation d'un siècle de bouleversements et de progrès.

UNE JEUNESSE RÉMOISE

Le célèbre chirurgien Jules Péan, était venu rendre visite à son ami Octave Doyen, qui était professeur à l'Ecole de Médecine et maire de Reims, dont la famille produisait un champagne renommé, portant leur nom. Il n'envisageait pas pour son fils, Eugène-Louis, d'autre carrière que celle de chirurgien et l'enfant, âgé de six ans, avait adopté les ambitions paternelles à son sujet. Son père lui parlait souvent avec admiration de Péan, qui à 36 ans avait déjà acquis une réputation brillante mais controversée. Il n'était pas convenable que les enfants viennent au salon quand les parents recevaient des hôtes, en particulier aussi prestigieux que Péan. Lorsqu'il sut qui était le visiteur, Eugène n'y tint plus et sa curiosité l'emporta sur la bienséance. Péan observa avec amusement l'intrus qui le dévorait des yeux et lui demanda, avant qu'il ne soit chassé du salon d'apparat, ce qu'il voulait faire quand il serait grand. Avec un aplomb extraordinaire, le garçon lui répondit : « Je serai chirurgien, et je serai le premier chirurgien du monde. C'est moi qui vous remplacerai. » Péan éclata de rire, et ses parents, un moment très gênés, en profitèrent pour se joindre à l'hilarité générale. Péan à ce moment-là était cependant très éloigné d'imaginer que, lorsqu'Eugène Doyen serait à son apogée, il critiquerait ses méthodes de la façon la plus acerbe, malgré toute l'amitié qui l'unissait à son père.

Il ne pouvait pas mieux dire, et bien qu'ignorant tout de la conduite de son modèle, il allait quasiment devenir son clone. Jules Péan demeurera un marginal, et malgré sa réputation il ne sera jamais universitaire, devenant difficilement Chirurgien des Hôpitaux, et ne sera jamais membre de l'Académie de Chirurgie, même s'il devint membre de l'Académie de Médecine. Il demandait des honoraires exorbitants, tout en construisant à ses frais l'Hôpital International où il soignait sans distinction pauvres et indigents. Il recevait fastueusement le Tout-Paris dans son salon de la Place Vendôme, et organisait des chasses dans son château des Boulayes. Marié à une jeune fille de la haute société de quinze ans sa cadette, Françoise Henriette Girou de Buzareingues, il était aussi admiré par certains, qu'il était vilipendé par d'autres. Ayant mis au point de nombreux instruments, dont la célèbre pince hémostatique qui porte son nom, il réalisa les premières splénectomies, ovariectomies, gastrectomies avec anastomose jéjunale pour rétablir la continuité. Il opérait en habit, avec une cravate blanche, à la manière d'un prestidigitateur, proférant des horreurs et d'effrayants truismes. Ses détracteurs racontaient d'affreuses scènes de carnage, ponctuées des sanglots et des hurlements de douleur des opérés. Léon Daudet dressera le portrait effrayant de ce « coupe-toujours » et récidivera quelques années plus tard avec Eugène Doyen dans son tableau du Brindilin des « Morticoles ».

La famille Doyen, d'origine ardennaise, était constituée depuis plusieurs générations de notables rémois, dont son grand-père, Etienne Nicolas Doyen, né en 1788, décédé en 1835, qui était notaire, et son père Octave Doyen, chirurgien, né en 1831, décédé en 1895, qui avait été Maire de Reims. La famille possédait des vignobles et Nicolas Perseval, son arrière-grand-père, apparait dans la généalogie d'abord en tant que vigneron avant de se former aux beaux-arts et devenir un artiste peintre de renom. Lors de sa période pastorienne, Eugène Doyen s'intéressera aux procédés de fermentation en vue d'améliorer la qualité du champagne. Cette image de producteur de champagne apparaitra dans de nombreuses caricatures, mais plutôt sous l'angle du consommateur qu'il fut au cours de sa fastueuse vie parisienne.

La généalogie d'Eugène Doyen, que l'on remonte aisément au-delà du XVIIème siècle, explique à travers les gènes familiaux sa personnalité, à la fois dominatrice de notable, par son père et son grand-père, et son génie créatif, provenant sans doute de la branche de sa grand-mère paternelle, Marie Marguerite Perseval, artiste peintre, ayant vécu de 1795 à 1847, dont le père, Nicolas Perseval, né en 1745, décédé en 1837, était lui-même un peintre renommé de son époque. Ses œuvres ornent de nombreuses églises, dont la cathédrale de Reims, ainsi que le Musée des Beaux-Arts de Reims, où figure un tableau représentant l'union des trois ordres dont les membres se serrent la main face à un temple maçonnique.

Eugène, qui était né le 16 décembre 1859, avait un frère cadet, Louis, qui fut avocat mais n'a jamais exercé. Esprit curieux, il avait inventé un procédé de patine des bois, très prisé des fabricants de meubles, et, violoniste de talent, il possédait de nombreux violons des plus célèbres marques dont un Stradivarius, qui devint la propriété de Jacques Thibaut et disparut probablement avec lui dans l'accident d'avion de septembre 1953. Il se passionnait pour les papillons dont il avait rassemblé une importante collection. Ayant hérité davantage du tempérament artistique, il admirait son frère dont la personnalité écrasante lui faisait peur. Alors qu'il existait une complicité étroite entre Eugène et son père, qui détermina à coup sûr son orientation professionnelle, Louis resta toujours original et un peu marginal. Il est décédé en 1924. Leur père, Octave, né en 1831, avait fait ses études au lycée de Reims, puis effectué son internat à Paris, étant de la promotion de 1854 qui comptait dans ses rangs Marrey, Peter, Nelaton, parmi les plus célèbres. A l'issue de son internat, il revint à Reims où il devint en 1860 médecin de l'Hôtel-Dieu. Le Professeur Landouzy, directeur de l'Ecole de Médecine, le nomma professeur de clinique. Pendant la guerre de 1870, il fut l'un des principaux organisateurs de la défense régionale et de la résistance et fut élu conseiller municipal. De 1881 à 1887, il fut Maire de Reims. Libéral, il avait une grande autorité et jouissait de la considération de tous, même de ses adversaires politiques, car sous une apparente rudesse, il cachait une extrême bonté, notamment vis-à-vis des plus malheureux. Très enclin à l'éducation physique il développa la gymnastique dont il présida l'une des plus anciennes associations rémoises. A la suite de son décès, le 10 juillet 1895, ses funérailles furent suivies par une foule innombrable.

Enfant robuste, vif, et batailleur, Eugène hérita également de son père son goût pour l'éducation physique et les sports, gymnastique, natation, canotage, escrime et tir, qu'il pratiquait avec fougue et, pensa-t-il plus tard, avec excès, pour expliquer les troubles cardiaques dont il souffrit en fin de vie et qui finirent par l'emporter. Son père l'incita également à la pratique des travaux manuels, du bois, du métal et de la mécanique, dont il acquit une grande dextérité. Dès l'enfance il développa une force physique qu'il entretint toute sa vie et qui lui permit de faire preuve d'une résistance incroyable à la fatigue. Lors de ses colères mémorables, il lui arrivait d'étrangler sa victime, quitte à la réanimer lorsqu'il s'agissait d'une de ses maitresses qu'il avait amenée au bord de l'arrêt circulatoire.

Après avoir fait ses études secondaires au lycée de Reims, où il eut pour condisciple celui qui allait devenir l'avocat Fernand Labori du procès Dreyfus, il passa son baccalauréat à Paris, mais revint à Reims pour débuter ses études de médecine à l'Ecole préparatoire de Reims où son père était professeur. Robert Didier rapporte les souvenirs qu'Eugène Doyen avait confiés à Adolphe Brisson : « *Dès l'âge le plus tendre, il aima la chirurgie. Son père était médecin à Reims et lui servit de premier maître. Ils fréquentaient tous deux la salle d'opération de l'Hôtel-Dieu. C'était un lieu d'horreur et qui jusqu'en 1880 était affecté à des usages multiples. Le barbier et la barbière en étaient les hôtes les plus assidus. Le matin, les employés apportaient le café au lait des externes. Ceux-ci arrachaient les dents et pansaient les ulcères. Chapeaux et vestons se trouvaient accumulés dans un placard obscur où se réfugiaient à l'arrivée des élèves, une demi-douzaine de chats, favoris de la barbière. Cette femme préparait les cataplasmes et donnait des lavements. Le barbier, qui remplissait auprès des hommes les mêmes fonctions, était en outre, chargé de la salle des morts. Il aidait aux autopsies, recousait, ensevelissait les cadavres... Dans ses loisirs, il préparait les compresses, les bandes de toile, les fils cirés que l'on utilisait aux ligatures d'artères. Se présentait-il une opération, on mandait le barbier, le plus souvent occupé à la préparation des enterrements. Et ce dernier, aidé de sa compagne, enlevait tasses et croûtes de pain, disposait le lit de douleur, puis passait au chirurgien, sans même s'être purifié les mains, les fameux fils cirés. La salle d'opérations n'était ainsi que l'antichambre de la salle des morts.* »

De 1878 à 1880, il reste comme interne à l'Hôtel-Dieu de Reims où il s'oriente d'emblée vers la chirurgie, sous la direction du Docteur Gaillet, auquel il témoignait beaucoup de respect, malgré les conditions d'hygiène déplorable dont on vient de voir l'illustration. Lauréat de l'Ecole de Médecine de Reims, il part à Paris en octobre 1880 et passe le concours de l'Externat des Hôpitaux.

LA FORMATION PARISIENNE

Après sa nomination, il reste pendant un an externe dans le Service de Bermutz dont il apprécie la finesse d'esprit et ses capacités de gynécologue. En 1881, il est nommé Interne des Hôpitaux de Paris, dès son premier concours, dixième d'une promotion parmi laquelle figurent Legendre, Hartmann et Broca. Il est affecté en premier stage à la Pitié, dans le Service d'Etienne Lancereaux, qui va lui conférer une solide expérience médicale. Grand, rude d'apparence et de langage, il est comme la famille de Doyen, originaire des Ardennes. Tenace, méfiant, il veut tout vérifier par lui-même, colligeant des milliers d'observations, effectuant de nombreuses vérifications anatomiques. Il ne fut jamais professeur. A la mort de Cruveilhier en 1875, Charles Tobin devant l'assemblée de faculté déclara : « *Il n'y a que cette brute de Lancereaux qui sache l'anatomie pathologique ; nous allons nommer Charcot qui n'y connaît rien.* » Julien Besançon, malgré les tours qu'il lui joua, resta très attaché à son maître, autant que Doyen, qui sera aussi enragé de médecine que lui et entretiendra des relations d'estime, d'amitié avec son maître, tout en menaçant dans des moments de crise : « *il a de la veine que je ne le flanque pas dans la fosse aux ours* » rapporte Julien Besançon qui avait cessé de s'étonner que *ces deux cabochards de Lancereaux et Doyen aient vécu comme chien et chat.*

Il entre ensuite dans le Service de Just Lucas-Championnière, adepte de la méthode de Lister, inventeur du pulvérisateur d'antiseptiques, où il va s'initier à l'hygiène et à l'asepsie. Il en fera une des bases de sa pratique chirurgicale. Pour sa troisième année d'Internat, il avait sollicité et obtenu une place dans le Service de Léon Labbé, un ami de son père. Foucade ou coup de tête, il avait décidé de ne pas donner suite, ce qui avait profondément vexé Labbé qui avait écrit à Octave Doyen. Très fâché contre son fils, il lui fait les plus grands reproches et l'oblige à écrire une lettre d'excuses à son Maître. Eugène s'exécute aussitôt, et du 34 rue Gay-Lussac, où il réside à Paris, il adresse le 11 décembre 1883, cette lettre, provenant de la collection du Professeur Chevassu, que rapporte Robert Didier.

« Monsieur,

Inquiet de la faute grossière que j'ai commise à votre égard, je m'étais présenté chez vous aujourd'hui vers quatre heures. Par hasard, j'ai rencontré Rémy il y a quelques instants. Je viens vous demander si vous voulez bien avoir l'indulgence de me recevoir. Je suis désolé d'avoir commis cet acte inexcusable et de donner à un ami de mon père un tel sujet de mécontentement. Si vous croyez, Monsieur, que mon âge et mon inexpérience méritent quelque considération, j'espère que vous voudrez bien croire à ma sincérité. J'ai suivi, je ne sais pourquoi, de déplorables conseils, et je ne sais si maintenant je puis réparer mes torts. Je m'en remets à votre jugement, Monsieur, et j'attends avec impatience votre décision en vous priant de croire à tous mes regrets.

Eugène Doyen »

Deux jours plus tard, son père écrira à M. Labbé pour le remercier d'avoir pardonné.

« Mon cher ami,

Je vous remercie bien sincèrement d'avoir traité Eugène avec une grande indulgence après la faute grave qu'il a commise envers vous. Que puis-je espérer de mieux, en effet, que de voir mon fils formé à l'école d'anciens collègues pour qui je professe autant d'estime et d'affection. Je ne sais vraiment quelle aberration morale ou quels pernicieux conseils ont pu aveugler un garçon aussi sérieux d'habitude et je compte bien qu'il saura mériter un pardon définitif en suivant avec zèle et dévouement le service que vous voulez bien lui conserver à la demande de votre ami reconnaissant.

Dr. Octave Doyen »

L'inconséquence d'un élève et l'humiliation d'un père pour le sauver sont malheureusement d'observation courante. Labbé ne regrettera pas son indulgence, car il dira plus tard que jamais il n'eut de meilleur interne qu'Eugène Doyen.

Bien qu'il s'intéresse de plus en plus à la chirurgie en parcourant les différents services parisiens pour y glaner des informations, il aspire à élargir son champ d'investigation, et avec l'accord de Labbé, il va effectuer en 1883 un voyage d'études en Allemagne et en Autriche. Il note chaque jour dans un cahier les observations qu'il a faites et ses commentaires. Quittant Reims le 18 juin, il arrive à Strasbourg le 19 juin, au cœur de cette Alsace annexée par l'Allemagne en 1870. Il est charmé par le Bürger-Spital avec ses belles cliniques disséminées dans un parc de pelouses et de bosquets. Il assiste aux opérations de

Boeckel, de Koeberlé, de Lücke dans un magnifique amphithéâtre, parfaitement agencé, où les étudiants sont assis sur des gradins disposés de façon semi-circulaire. Un élève délivre une anesthésie au chloroforme à l'aide d'un masque grillagé recouvert d'une flanelle, sur un patient en position assise ou semi-assise. Eugène Doyen observe cependant : « *Le Professeur est fort brutal et parle avec une horrible vitesse ; il opère la tête du malade renversée et se couvre de sang en opérant.* » Il visite l'amphithéâtre de dissection, où travaille le Professeur Recklinghausen, le laboratoire d'histologie et un musée d'anatomie pathologique, « *moins riche en pièces chirurgicales que notre musée Dupuytren* ». Le dimanche 24, il est à Bade, et le mardi 26 à Heidelberg, où il est reçu chaleureusement par le Professeur Czerny, sur la recommandation de M. Labbé, qui le présente à tous ses assistants et l'introduit dans le Service. « *Il opère avec une célérité remarquable* » tandis que les pulvérisations d'acide phénique ne sont utilisées que pour les interventions importantes. Le 3 juillet, il arrive à Wurtzbourg où il passe quelques jours chez le Professeur H. Maas, visite le service et observe la manière dont sont pratiqués les pansements avec l'application de « *poudre d'iodoforme sur les sutures, puis de la gaze iodoformée, de l'ouate et des bandes.* ». Les chirurgiens de Munich où il arrive le 7 juillet ont abandonné cette technique au profit du pansement classique de Lister. Il termine son périple à Vienne où il reste à partir du 12 juillet dans la clinique du célèbre Billroth qu'il voit opérer de nombreux types d'interventions dont il note tous les détails, agrémentés de commentaires sur d'éventuels perfectionnements. Bien que rapide, ce voyage lui apporte de multiples enseignements sur l'organisation rigoureuse des cliniques allemandes, l'habileté des chirurgiens, malgré leur lenteur qu'il juge excessive et rapporte au nombre de leurs assistants et à la disposition éloignée des instruments, et leur rigueur scientifique, impliquant l'examen immédiat des pièces opératoires dans un local annexé à la salle d'opération.

De retour à Paris, il poursuit sa formation auprès de maîtres prestigieux, Léon Labbé, Bouilly, Guyon. Il suit avec passion les cours de médecine opératoire de Farabeuf dont il admire la dextérité dans la dissection sur les cadavres, contrastant avec l'attitude souvent timorée et hésitante de beaucoup de chirurgiens. A côté de la chirurgie, Eugène Doyen va s'intéresser à la bactériologie et à l'anatomie pathologique. Conscient que l'écueil majeur de la chirurgie à cette époque est l'infection, il se consacre à la recherche expérimentale sur l'étiologie des septicémies : « *leur connaissance approfondie me paraissait devoir être, pour mes futurs opérés, le meilleur garant du succès.* » Dans le laboratoire créé par Cornil, il apprend les nouvelles méthodes de Robert Koch et commence ses études sur les maladies infectieuses, la rage, la fièvre typhoïde, dont il sera victime en 1885, et surtout le choléra dont il fera l'objet de sa thèse. Il note avec précision toutes les observations destinées à cette thèse ainsi que les protocoles d'autopsie des malades qui mourraient tous dès leur entrée à l'hôpital. Dans le laboratoire d'Edmond Nocard, à l'Institut Pasteur, il prépare ses cultures, inocule ses animaux d'expérience, et se passionne pour la bactériologie qu'il continuera à pratiquer au long de sa carrière professionnelle. Nocard était enseignant vétérinaire à Maison Alfort. Parmi ses assistants figurait Camille Guérin que Calmette va emmener avec lui dans le nouvel Institut Pasteur qu'il vient de créer à Lille et avec lequel il va mettre au point la vaccination antituberculeuse, le BCG. Guérin, qui repiquera les souches de bacille tuberculeux des centaines de fois pour en atténuer la virulence avec patience et abnégation, est l'exact contraire de l'impétueux Doyen qui saute d'une idée à l'autre et veut avoir fini avant même d'avoir commencé. Avec le culot qu'on lui imagine, Eugène Doyen va voir Pasteur, rue d'Ulm et lui demande de l'admettre dans son laboratoire. « *Oui, lui dit Pasteur, si vous donnez votre démission de l'internat et vous engagez sur l'honneur à ne plus pratiquer la médecine.* » Il refusa et répondit à Pasteur : « *Si je veux appliquer mes recherches à des maladies encore inconnues, il faut bien que j'exerce, que je soigne. Pasteur ne voulut point céder et je travaillais seul.* » Avec le tempérament fougueux qu'on lui connaît, on voit mal Doyen passer sa vie devant une paillasse de laboratoire à refaire indéfiniment les mêmes expérimentations à longueur d'année.

Il travaille énormément durant son internat, toujours avec mille idées en tête, allant du bloc opératoire aux laboratoires d'anatomie pathologique et de bactériologie. Julien Besançon, qui fut son condisciple, rapporte plusieurs anecdotes étonnantes mais bien caractéristiques du personnage : « *Je le rencontre rue des Ecoles, sans cravate, sa redingote au vent, portant à chaque main un seau découvert où dans l'eau sanguinolente, s'engluent les foies, les cœurs et les rognons. Il promène candidement ces abats dont il va montrer les lésions à la Société Anatomique.* » Une autre anecdote, racontée par Besançon, en révèle beaucoup sur cet interne vibrionnant : « *Il arrive un jour à la Pitié à une heure de l'après-midi, va droit à la salle des morts. C'est l'heure des obsèques. Quelques corps sont là dans des cercueils ouverts pour que les familles reconnaissent les leurs. Doyen coupe cinq têtes, les met dans son tablier et grimpe vers le laboratoire. Le garçon court après lui comme un fou : -Monsieur Doyen, les familles vont venir ! Doyen empoigne une tête par la tignasse. – Vas-tu me fiche la paix ! Et il la lance sur son poursuivant. Le garçon revient avec le directeur de l'hôpital. Ils parlementent à la porte du laboratoire. – Allez-vous me laisser travailler ? Pan ! Pan ! Deux coups de revolver. A six heures du soir, mon phénomène descendait vers l'amphithéâtre. – Tiens, les voilà tes sales têtes !...Et les têtes furent rajustées au petit bonheur ! »*

La vie des internes des Hôpitaux de Paris était certes largement occupée par les obligations hospitalières mais elle n'était pas pour autant monacale. Plus que les étudiantes qui étaient encore rares, les infirmières, qui secondaient des Sœurs de la Charité d'âge canonique, excitaient la convoitise des internes. Léon Daudet qui fit de sérieuses études médicales avant de devenir le polémiste d'*Action Française* décrivit la vie amoureuse des internes à l'Hôtel Dieu où les flirts n'étaient pas toujours de la dernière innocence. Quant aux Bals de l'Internat, qui avaient lieu dans la salle Bullier à Port-Royal, dont les affiches étaient particulièrement suggestives, n'étaient pas précisément des réunions d'enfants de Marie. Les charmantes invitées étaient priées de demander à leur mère de découcher ce jour-là, étant entendu qu' « *il ne lui sera pris que ce qu'elle aura offert, et ce qu'elle perdra lui sera rendu* » promesse pas toujours tenue.

En 1885, il passe sa thèse de Docteur en Médecine présidée par le Professeur Cornil, sur le sujet *Etude du vibrion cholérique*, et obtient pour cela une médaille d'argent de la Faculté. Il revient à Reims le 28 juillet 1885.

LE RETOUR À REIMS

De sa formation il va retenir essentiellement la rigueur de l'organisation allemande, la nécessité d'une habileté manuelle et d'une connaissance de l'anatomie, qu'il a apprise à l'école de Farabeuf, qu'il va s'efforcer d'appliquer à l'Hôtel-Dieu et à l'Ecole de Médecine de Reims. Il multiplie les dissections et s'entraine à faire des ligatures par centaines afin d'acquérir la dextérité indispensable à la pratique chirurgicale. « *Il n'est pas aussi facile qu'on se l'imagine, dit-il, de faire vite et bien une ligature ni de manier avec dextérité un couteau à amputation de 25 centimètres. Les longues séances de médecine opératoire peuvent seules rompre le futur chirurgien aux difficultés de la pratique, et lui rendre l'anatomie du corps humain si familière, qu'il n'ait jamais sur le vivant, au moment de plonger le bistouri dans les régions les plus dangereuses, un seul instant d'hésitation.* »

Rapidement nommé au concours, Chef de travaux d'Anatomie à l'Ecole de Médecine, il est chargé du cours de Pathologie externe, chirurgien suppléant des Hôpitaux de Reims. Dans le même temps, il devient chef du laboratoire municipal de bactériologie. A la Faculté il effectue les premiers cours de bactériologie et d'histologie, créant un laboratoire où seront effectués des travaux pratiques. En 1891, Professeur suppléant de chirurgie et d'accouchement, il enseigne l'ostéologie et la médecine opératoire. Son goût à enseigner et son aptitude à transmettre le savoir auraient dû en faire un Professeur remarquable, qu'il ne sera jamais à cause des inimitiés et des jalousies qu'il va susciter. Avec lui, les étudiants découvraient la magie de l'enseignement.

D'emblée, il met au service de l'Hôtel-Dieu ses extraordinaires capacités de bâtir. Avec Decès, il fait construire une clinique chirurgicale, grâce à une souscription recueillie auprès de leurs relations respectives. Il va pouvoir mettre en pratique et enseigner aux étudiants les méthodes nouvelles de technique chirurgicale : les pansements de Lister, l'antisepsie des mains, du milieu opératoire, la stérilisation des instruments et du champ opératoire. Dès lors, il va pouvoir commencer à pratiquer la chirurgie abdominale sous le regard critique de son père, qui, bien que n'étant pas chirurgien, sera son meilleur maître. « *Tu opères comme je le vois faire à mes collègues de Paris ; c'est insuffisant. Maisonneuve avait un autre tempérament que les chirurgiens d'aujourd'hui. Souviens-toi de ce que je t'ai raconté ; apprends à opérer comme lui, sans aides, dispose tes instruments à ta portée, prends-les toi-même et sache faire seul jusqu'aux ligatures. Un bon chirurgien doit arriver à ne jamais dépendre de ceux qui l'entourent...* » Ces conseils rejoignaient les constatations qu'Eugène avait faites durant son séjour en Allemagne, où les interventions trainaient en longueur à cause du nombre d'aides se passant les instruments. Pendant que son assistant le Docteur Roussel préparait le concours et effectuait son internat à Paris, son père Octave, âgé alors de soixante ans, devint son aide et ils firent ensemble les opérations les plus graves et les plus délicates.

Outre cette activité hospitalière, il parcourait les environs de Reims, pratiquant une chirurgie ambulante, dans des villages, dans des fermes isolées, réalisant le plus souvent seul, de jour comme de nuit, des interventions parfois majeures : « *Jamais je n'ai observé d'hémorragie grave ; je donnais moi-même le chloroforme, puis je saisissais le couteau et j'abattais le membre. J'ai toujours obtenu, dans ces conditions exceptionnellement défavorables, des résultats plastiques excellents. J'ai exécuté de même avec succès, dans la première chambre venue, avec l'aide d'un seul confrère, souvent inexpérimenté, des résections d'intestin, la pylorectomie, la gastro-entérostomie, l'hystérectomie abdominale ou vaginale, l'hémi-craniectomie. C'est à peine si l'opération se trouvait de ce fait prolongée de quelques minutes.* » Doué d'une habileté exceptionnelle et d'une puissance de travail considérable, il s'était forgé à Reims, par son énergie et ses résultats, une réputation qui dépassait les frontières. A 35 ans, il avait déjà présenté des conférences et effectué des démonstrations opératoires dans la plupart des capitales européennes, à Londres, Madrid, Rome, Berlin et Moscou. Entre 1890 et 1900, de nombreux médecins français et étrangers, étaient venus à Reims le voir opérer dans la clinique du 9 de la rue Noël. Les plus sceptiques voulaient vérifier que ses actes correspondaient réellement à ses publications. Ils étaient parfois de 10 à 15 à se presser dans la salle d'opération où Doyen pratiquait notamment les hystérectomies abdominales et vaginales. La plupart repartaient convaincus, à l'exception de ceux ergotant sur des détails ou de ceux appartenant à d'autres écoles refusant de principe d'admettre l'évidence. Deux étudiants en médecine parisiens qui lui avaient écrit pour venir à Reims assister à ses interventions, reçurent une invitation, furent accueillis à la gare, conduits à l'hôtel où une chambre leur était réservée, furent conviés à déjeuner, apprirent en voulant régler leur chambre que celle-ci était payée et repartirent enchantés de l'accueil de Doyen et de ce qu'ils avaient vu et appris.

Au cours de ces années rémoises, Eugène Doyen se passionna également pour les techniques de production viticole et en particulier pour l'amélioration des crus de champagne dont la qualité reposait jusqu'alors sur des secrets de fabrication ancestraux, jalousement préservés. Sa famille possédait des vignobles depuis plusieurs générations et produisait un champagne de la marque Doyen qui fut plus tard reprise par le champagne Henriot. Il fit enregistrer trois brevets d'invention : le premier, daté du 25 mars 1893, décrit « *une turbine close pour la précipitation des dépôts et la stérilisation des liquides, permettant d'agir sous pression ou dans le vide.* » Le second, du 27 mars 1893, envisage « *un nouveau procédé de manutention des vins et autres liquides obtenus par la fermentation, et appareils pour l'exécuter.* » Enfin, le troisième du 20 octobre 1894 porte le titre du « *procédé du Docteur Eugène-Louis Doyen, pour la fabrication des vins mousseux, cidres et autres boissons gazeuses.* » Cette implication dans la recherche industrielle n'a rien d'exceptionnel si l'on se réfère aux travaux de Pasteur et de Calmette dans la fabrication de la bière. Ces brevets témoignent du caractère inventif de leur auteur, de la diversité de ses pôles d'intérêt, et annoncent les recherches qui vont le conduire à l'utilisation des levures et autres microorganismes dans la pharmacopée.

Fanatique de la recherche, Doyen créa un petit laboratoire de bactériologie dans la rue Cotta à Reims, et se lança dans une thérapeutique du cancer pour le moins hasardeuse. En 1885, il crut avoir trouvé la cause du cancer en ayant isolé un staphylocoque qu'il baptisa « *Micrococcus neoformans* » et qui s'avéra n'être qu'une erreur de préparation responsable d'une contamination. A partir de 1887, il s'engage dans des expériences controversées d'immunisation contre le cancer.

Partant de la constatation de la résorption des tissus néoplasiques par les tissus normaux, et établissant un parallèle avec les travaux de Pasteur dans le domaine des vaccinations, il a l'idée, étant chef de clinique à l'hôpital, d'effectuer, avec l'accord de son chef de service, et en présence de collègues, une greffe en zone saine d'un fragment tumoral d'un cancer du sein multi récidivé. Cette pratique, sur la base d'une théorie personnelle, sans aucun fondement scientifique, soulève un scandale parmi ses confrères et dans les journaux qui titreront *L'affaire Doyen* ou *L'affaire des greffons*. Une enquête judiciaire est ouverte mais reste sans suite faute de preuves, bien que Doyen, ultérieurement, ne s'en soit pas caché : « *Oui, mais je n'ai fait que greffer à cette femme, dans une autre partie de son corps, un fragment du cancer que je lui avais enlevé.* » Le traitement du cancer restera une de ses préoccupations toute sa carrière, mettant au point un sérum qu'il administra à de nombreux patients, mais cette affaire de jeunesse le poursuivra toute son existence.

Comme si la renommée exceptionnelle qu'il avait acquise à Reims ne lui suffisait plus, il estima que sa réputation exigeait un cadre d'activité plus vaste et plus brillant. En dehors d'une activité professionnelle débordante, il menait une vie familiale dans la tradition bourgeoise. Agé de 25 ans, il avait épousé en 1884, à Tagnon, dans ses Ardennes natales, Lucie Drumel, âgée de 21 ans, dont il avait eu trois enfants : Marguerite, née en 1885, pour laquelle il avait une particulière tendresse, Roger, né en 1887 et Jacques, en 1893. Malgré l'affection réciproque qui le lie avec sa fille, celle-ci lui reprochera d'avoir négligé et fait souffrir sa mère. Son père, décédé en 1895, n'était plus là pour le conseiller et il va donc quitter Reims pour s'installer définitivement à Paris en 1896.

RETOUR À LA VIE PARISIENNE : UNE EXISTENCE TUMULTUEUSE

De retour à Paris, il n'abandonne aucune de ses multiples activités, auxquelles viendront s'ajouter de nouvelles. Dès son arrivée, il s'installe dans une petite clinique, avenue d'Iéna, où son activité croît très rapidement. Il achète dans le XVIème arrondissement, près de l'avenue du Bois, un grand terrain situé rue Piccini à l'angle de la rue Duret, où il fait bâtir une clinique privée de 164 lits, très bien équipée, dotée de tous les perfectionnements possibles : salles d'opération, service d'hospitalisation et de consultation, local pour la rééducation, laboratoires d'analyse et d'expérimentation, salle de conférences. Il y installe également un luxueux appartement personnel au style bourgeois un peu tapageur. Bien qu'il fut agnostique et franc-maçon, il confie la direction de la clinique à une communauté de religieuses qu'il a fait venir de Reims, avec lesquelles il finira par se fâcher pour de sordides questions d'argent. La clinique est proche de l'Institut Doyen, situé au 8 de la rue Duret, qu'il avait fondé en 1896, où il poursuivra ses recherches, tandis qu'il ouvre plusieurs dispensaires dans Paris.

Il avait constitué pour réaliser ses expérimentations une animalerie comportant de multiples espèces : des souris, des rats, des cobayes, des lapins, des singes. Robert Didier rapporte qu'un jour Madame Doyen voulant prendre un bain trouva sa baignoire envahie de petits crocodiles et avait fui épouvantée. Sa terreur avait beaucoup amusé son mari qui lui promit que l'hospitalité donnée à ces innocents petits sauriens serait de courte durée.

La clientèle afflue, personnalités en vue, étrangers, attirés par la renommée du chirurgien et ses bons résultats. Il restait, même la nuit, à la disposition des médecins qui l'appelaient, réalisait dans la clinique et même aux domiciles, des interventions audacieuses. Paul Mainguy évoque ce qu'était à cette époque la pratique de la chirurgie. L'hôpital était pratiquement réservé aux indigents et les gens aisés qui devaient se faire opérer n'avaient le choix qu'entre des cliniques qui pratiquaient des tarifs élevés, se renseignant sur les capacités financières du futur client, exigeant souvent d'être payées à l'avance, et une intervention à domicile. L'intervention à domicile était la plus courante. A Paris, une entreprise spécialisée se chargeait d'aménager une pièce de l'habitation en tendant des toiles sur les murs et le parquet. Certaines municipalités faisaient répandre de la paille sur la chaussée en face du domicile de l'opéré pour atténuer le bruit des charrois passant dans la rue pour assurer la quiétude du chirurgien. Le chirurgien disposait de tout le matériel nécessaire, d'un éclairage adapté et souvent d'un éclairage de secours. Une garde spécialisée veillait sur le patient jusqu'à ce que tout danger soit écarté.

Doyen évitait cependant de prendre des risques inconsidérés et il fallait que l'affection dont souffrait le malade ne soit pas trop grave, un décès produisant toujours un effet déplorable pour la bonne réputation de la clinique. Alors qu'il avait été sollicité pour opérer la mère de Gunzbourg, directeur de l'Opéra de Monte Carlo, il se récusa confronté à un parterre de notoriétés, dont Bouchard, le Doyen de la Faculté de Médecine, considérant que le risque était trop grand. Dans des circonstances dramatiques, il savait réagir immédiatement avec efficacité. Une célèbre comédienne, Madame Jane Harding, ayant fait un arrêt cardiaque à l'induction au chloroforme, il réussit à la ranimer en basculant la table tête basse, en lui faisant tirer sur la langue, massant le thorax avec les coudes et surélevant alternativement les bras. Il rugit : « *Le premier qui bouge, je lui flanque mon bistouri dans le ventre !* ». Bien qu'épuisé, il l'opéra aussitôt, ce qui n'est pas recommandé après un arrêt cardiaque, et la guérit.

En 1900, il va gagner deux millions de l'époque sur l'année, mais il restera endetté toute sa vie. Au Professeur Portier qui lui disait : « *Mais pourquoi, vous qui gagnez tant, semblez-vous toujours gêné ?* » il répondit : « *Mon cher, c'est bien simple : interne, j'ai toujours eu besoin des 20 francs que je n'avais pas ; jeune médecin, de mille francs qui me manquaient, aujourd'hui c'est un million que je cherche.* » Prodigue dans certains cas, il était le plus souvent d'une pingrerie maladive. Capable de demander des honoraires faramineux aux plus riches, il opérait gratuitement les plus pauvres. Agité de son tic de l'épaule gauche, comme si son veston le gênait, il demandait en croisant un médecin : « *As-tu des malades ? Je suis sans le sou.* » L'explication ne tient pas à des dépenses somptuaires et inconsidérées, ayant un train de vie relativement simple : il ne jouait pas au casino, n'avait pas de yacht, ni d'écurie de course, ni de propriétés somptueuses. En fait, il ne savait pas vraiment ce qu'il gagnait, mais il devait se faire gruger par son entourage. Tant que la clinique avait été dirigée par les sœurs qu'il avait fait venir de Reims, la gestion avait été saine, mais des aigrefins l'avaient persuadé que les sœurs détournaient d'importantes sommes d'argent au profit de la communauté. Il n'hésita pas à faire chanter la supérieure pour récupérer une partie de cet argent, et n'avait pas hésité à s'en vanter, même en présence du ministre de la Justice. S'étant emporté comme il savait le faire, il chassa les religieuses et remplaça la supérieure par un directeur, Monsieur Grenouillet, qui comme son nom pouvait le laisser prévoir, le vola bien plus encore. Recevant un jour un commandement d'huissier, Doyen força la porte de son directeur et s'empara de ses livres de comptes. Se voyant démasqué, Grenouillet s'enfuit dans les escaliers jusque sur les toits par où il échappa à Doyen qui le poursuivait pour l'étrangler.

Sa fortune était un véritable mystère. Le Docteur Julien Besançon qui était venu réclamer au caissier nommé Pichard des honoraires qui lui étaient dus s'entendit répondre qu'il n'y avait pas un sou dans la maison, que le boucher refusait de livrer et que l'électricité allait être coupée. Trouvant Doyen à la porte de son cabinet, celui-ci le pousse vers une armoire de fer parfaitement dissimulée dans un mur, et l'ayant ouverte avec une petite clef, son contenu révèle des « rayons bourrés de paquets de billets de mille. » Avait-il véritablement des problèmes pécuniaires et un état d'insolvabilité notoire comme en courrait le bruit dans Paris ? Il n'est pas impossible que ce fût le cas à certaines périodes suivant des dépenses inconsidérées ou des investissements pharaoniques, mais l'épisode raconté par Besançon laisse aussi à penser qu'il se partageait entre prodigalité et avarice. Il semblait complètement détaché des affaires d'argent, mais il vérifiait de très près, jusque d'infimes détails, les comptes de la maison, jusqu'aux repas servis aux malades. Pour plus de sécurité, il conservait des photographies de multiples notes qu'il adressait au personnel de la clinique.

Dans le marigot parisien de l'époque, une personnalité aussi tranchée ne pouvait que se faire des ennemis et accumuler les problèmes. La connaissance du personnage éclaire son comportement. Physiquement il paraissait robuste et musclé, expliquant sa résistance à la fatigue, mais il considérait que depuis les efforts physiques qu'il avait dû fournir au cours de son adolescence, « *Je me suis claqué le cœur étant jeune en faisant de l'aviron* », il avait été obligé de supprimer le sport. La seule exception était la chasse qu'il pratiquait avec passion lorsqu'il était invité dans de grandes parties comme à Marchais, chez le Prince de Monaco, qui était son ami, en Sologne ou en compagnie de simples paysans des Ardennes ou de la Marne. C'était un excellent tireur qui participait régulièrement avec succès à des concours de tir aux pigeons. Son fils Robert, qui se passionnait pour ce sport, en était devenu un véritable professionnel.

Il était bel homme, avec des cheveux drus, une barbe et une moustache soignées, de petites dents pointues, un petit sourire et de grands yeux bleus naïfs lui donnant beaucoup de charme. A une époque où la photographie en était à ses débuts, nous disposons de nombreux clichés de Doyen tout au long de son existence, témoignant du côté narcissique de son caractère et de son obsession de passer à la postérité. Il était d'une élégance sobre et raffinée, portant jaquette ou redingote, et cravaté de soie noire. Dans son activité professionnelle, il se mettait en scène, devant un public le plus nombreux possible. Le cinéma lui offrit l'opportunité de multiplier ses spectateurs. L. Tailhade en livre, un an après son décès, le portrait suivant : « *On ne pouvait approcher l'homme sans éprouver l'émoi que donne le contact des êtres supérieurs. La présence réelle du génie éclatait dans ses dires, ses gestes, dans son regard impérieux et doux. Et, sans doute, elle émanait tout entière de ce regard, des yeux bleus couleur d'acier, pareils aux yeux de Bonaparte, des yeux faits pour atteindre la vérité malgré les apparences, les conventions et les mensonges, pour scruter les reins, les cœurs et, comme l'aigle, pour découvrir, au loin, maints spectacles que n'atteint point la vue ordinaire des hommes. Rien de plus simple que ce Maître dont l'allure avait gardé je ne sais quoi de rustique, l'air et la démarche du paysan champenois.* » Ayant la parole aisée et concise, il était « *toujours prêt à attaquer ; sensuel, enfiévré, brutal avec un air affairé et préoccupé, c'était avant tout un homme d'action ; parfois d'une violence extraordinaire, ayant des colères brusques et sans raison* » comme le décrit avec pertinence Robert Didier. Il était cependant « *capable de passer instantanément, et de façon parfaitement naturelle, de la plus terrible brutalité à la gentillesse la plus imprévue.* » C'était un fauve à la démarche féline et au comportement le plus imprévisible. Oserais-je dire qu'il fut le prototype de plusieurs chirurgiens que j'ai connus et côtoyés et cours de ma carrière, mais dont je tairai les noms, car ils nous ont quittés récemment ?

Un de ses plus virulents détracteurs fut son gendre, René Schwaeblé qui annonce en 1907 la publication d'un roman : « *Le Docteur Tranche. Mœurs chirurgicales contemporaines* » devant paraître sous forme de feuilleton dans un petit journal littéraire *Fin de Siècle. C'est la biographie d'un chirurgien qui arrive à gagner des millions par les intrigues féminines, des réclames phénoménales, des procès sensationnels, un cynisme révoltant, des mœurs déplorables. C'est l'histoire d'un homme qui, pour contenter ses passions, sème le malheur autour de lui, conseille à sa femme légitime d'avoir des amants, la chasse de son foyer pour y installer une pseudo-comtesse et son souteneur, entretient par vanité et pour profiter de ses relations une demi-mondaine qui se prétend la maîtresse d'un roi, la remplace par une petite danseuse de l'Opéra qui le fait surnommer « Boubouroche ».* Cette annonce fera grand bruit mais ne sera pas suivie de la publication annoncée du feuilleton. Ce pamphlet était à l'évidence dirigé contre Doyen qui trouva les moyens d'en interdire la publication. Les relations détestables qu'il entretenait avec son gendre étaient-elles le résultat de moqueries sur le caractère ésotérique de ses recherches, d'une jalousie des succès d'Eugène Doyen, de sombres affaires de famille, on ne le sait précisément. Doyen aimait beaucoup sa fille Marguerite qui est décédée en 1912, sans laisser d'enfants. Il fut profondément bouleversé à l'annonce de cette nouvelle. La vie tumultueuse que menait Eugène Doyen l'avait conduite à se séparer de sa femme et à divorcer en 1903. Ce ne fut pas de gaîté de cœur, car il avait une profonde affection pour sa femme qu'il voyait encore et qui le conseillait. Madame Doyen, qui continua à porter son nom, est morte en 1938.

Les adversaires de Doyen voulaient en faire un fêtard, un viveur comme on disait à l'époque. En fait, il ne sortait presque jamais le soir, ne jouait pas, ne passait pas son temps dans les bars, les restaurants de nuit et les tripots ou autres maisons closes. Il n'aurait pas eu le temps de mener une existence aussi laborieuse avec une vie de débauche. Il était cependant sensible au charme des femmes qui l'ont beaucoup attiré, et dont il ne pouvait pas se passer, malgré les déboires qu'elles lui occasionnèrent. Robert Didier cite cette phrase du R.P. Gillet à propos d'un libertin mais qui aurait pu parfaitement s'appliquer à Doyen : « *ce fut un homme qui n'a eu des femmes que le plaisir d'en avoir des ennuis* ». Il eut des aventures retentissantes et certaines ont joué un rôle important dans sa vie. Il ne cachait rien de ses frasques, mais il était impossible de faire la part entre des sentiments et de simples fantaisies libertines. Il est difficile d'analyser les raisons qu'il eut de multiplier ses maîtresses. Il était loin d'être un cas isolé à cette époque. Son pire ennemi, Samuel Pozzi, en collectionnait un nombre impressionnant, choisies parmi les plus célèbres actrices de l'époque. Etait-ce un besoin d'aimer ou d'être aimé ? Il était capable de sentiments sincères vis-à-vis de sa femme, de sa fille et de ses fils, mais sans doute avait-il besoin de se sentir admiré, et plus encore, aimé. Le désir sexuel n'était peut-être pas le moteur essentiel de sa frénésie de conquêtes. Même si lui aussi recherchait ses maîtresses parmi les actrices les plus en vue, il fallait qu'elles soient belles, renommées, et que s'afficher avec elles le mette en valeur. Les bijoux, les voitures, les fourrures dont il les abreuvait, servaient à les amadouer, mais autant à témoigner de sa magnificence. Avec son caractère il faut ajouter cette volonté de domination du grand chirurgien, se heurtant à la filouterie de certaines diablesses. Cent ans plus tard, il aurait sans doute recherché ses conquêtes parmi les étudiantes, comme l'a bien décrit Philip Roth dans ses romans, mais en 1900, il n'y avait pas d'étudiantes en médecine pour se pâmer devant le maître, et Doyen ne pouvait pas exciper de titres universitaires. Moins hypocrite que la bourgeoisie des années 1900 qui se voilait pudiquement la face, il s'affichait ouvertement avec ses maîtresses. Il n'était pas timide ni romantique, mais tantôt faible, ne sachant refuser de faire un cadeau coûteux, parfois jaloux, capable de réactions violentes, allant jusqu'à l'étranglement. Il eut une liaison orageuse avec une célèbre comédienne des Boulevards qui jouait de sa jalousie et dont il se lassa des machinations et des roueries. Après un certain nombre d'aventures de ce style, il finit par épouser en 1906 une ancienne danseuse de l'Opéra, Suzanne Andrée

Marconnier, qui restera avec lui dix ans jusqu'à sa mort, et lui coûta fort cher, lui faisant vivre un véritable enfer. Besançon sera témoin d'une scène de ménage ponctuée de vociférations, alors que Doyen tenant sa femme sous son bras, les jupes retroussées, lui administrait une fessée devant les domestiques. Lucie Delarue-Mardus a dépeint dans ses Mémoires cette confrontation permanente des époux : « *Frêle dompteuse de ce fauve peu rassurant, Suzy pirouettait devant lui, taquine, provocante et faisait sonner tous les grelots de son infernal entrain. Souvent spirituelle, toujours insolente, sûre de son empire, elle l'interrompait dans ses plus sévères démonstrations, à table, par une explosion de bavardages frivoles ou par une subite roulade, lancée d'une voix juste, haute et bien timbrée. Car les conversations sérieuses l'ennuyaient mortellement, et elle le faisait bien voir... Sa folie du gaspillage n'avait d'égale que la prodigalité de son vieil époux... Ses autos étaient princières, ses bijoux et ses robes remplissaient des armoires. Elle s'habillait, il faut le dire, avec un goût parfait, et maniait ces somptuosités avec une élégance de grande classe.* » Elle avait emménagé dans l'appartement de la rue Piccini avec sa sœur où elles donnaient des fêtes, même en pleine guerre, ce qui exaspérait Doyen : « *Ah ! Ces gens, ces gens ! C'est honteux de venir danser là pendant qu'on se bat et qu'on meurt sur le plateau de Craonne !* » L'été, il se débarrassait de sa femme et de ses amies en les envoyant à Deauville dans sa magnifique villa « Morse » où elles pouvaient continuer leurs fêtes sans l'importuner. Forgue écrivait : « *Vous qui avez eu pour Doyen, pour cet homme taillé en force, opérateur d'une décision rare, cerveau audacieux et hors-série, lutteur que n'émouvait aucune attaque, une réelle sympathie et qui lui en avez donné le libre témoignage, vous savez avec quelle indulgence il subit la capricieuse emprise d'une trépidante petite créature qui l'entrainait dans le tourbillon de sa vie.* » Son portrait par Giovanni Boldini, en 1910, montre une jolie femme, à la silhouette élancée, drapée dans une robe somptueuse. Elle décèdera en 1937 à la suite d'une tuberculose pulmonaire, après de nombreux séjours en sanatorium.

A côté de la chasse et du tir au pigeon, Doyen pratiquait l'épée, sport auquel il s'était initié dès l'adolescence. Malgré la fréquence des duels d'honneur, il semble que Doyen ne se soit battu qu'une seule fois contre M. Constant Van Langhendonck, un militaire bruxellois qui avait pris parti pour une dame qui avait insulté Madame Doyen dans un restaurant de Nice. Les témoins étaient pour Doyen le Docteur Edom et le Sénateur-Maire de Nice, M. Honoré Sauvan. La rencontre eut lieu le 7 mars 1910, mais le combat fut de courte durée, car, dès la première reprise, le capitaine recevait deux blessures pénétrantes à l'avant-bras droit et l'honneur était déclaré satisfait. Inventif comme à l'accoutumée, Doyen s'était fabriqué une épée avec une poignée en aluminium spécialement adaptée à sa main à partir d'un moulage d'argile. Malgré le caractère illégal des duels, l'*Illustration* du 12 mars publiait une photographie de l'évènement où l'on reconnaissait Doyen, portant des bretelles sur la chemise et coiffé d'un feutre à larges bords. En dehors de cette affaire personnelle, Doyen avait assisté d'autres duellistes, en particulier Henri Rochefort. Julien Besançon qui avait été sollicité comme témoin par le gros Gustave Téry, directeur de l'Œuvre qui avait un duel sur les bras avec un certain Jouvenel, vit arriver celui-ci flanqué de Doyen. Au premier engagement Téry est touché au bras et Besançon veut arrêter le combat. « *Jamais de la vie, les muscles ne sont pas traversés* » s'écrie Doyen. Besançon ayant obtenu que ce fût la fin,

Doyen montrant Téry dont le ventre le faisait appeler la truie verticale Doyen déclara : « *J'aurais voulu que Jouvenel l'enfile comme un dindon* » mimant le geste de l'embrocher de bas en haut.

Robert Didier rapporte deux anecdotes illustrant la prééminence que Doyen accordait à ses pensées sur la vie en société. Dans la première, il quitte la table au cours d'un repas d'amis, chez Durant à la Madeleine. Il ne buvait pas. Au bout de deux heures, on le retrouve, dans un cabinet voisin, à plat ventre, dessinant avec frénésie l'ébauche d'un nouveau cinématographe. La seconde se passe au cours d'un grand congrès de chirurgie ayant eu lieu en 1900 à Paris, au cours duquel il avait présenté son remède contre le cancer. Ayant invité de nombreuses personnes pour une fête à tout casser dans son hôtel de la rue Duret, il les quitte soudain avec Besançon et Lancereaux qu'il entraine dans son laboratoire pour examiner des coupes au microscope jusqu'à minuit et demi. Il m'arriva, étant invité par Georges de Castro à diner avec Théodore Stanley, un illustre collègue américain, dans son appartement au dernier étage d'une tour dominant le port d'Ostende, que le repas même pas terminé il déroulât un écran, mît en marche un projecteur, et nous fît défiler avec force commentaires un nombre considérable de diapositives sur ses recherches d'opioïdes majeurs chez le chien.

Toutes ces activités devaient lui valoir l'animosité de ses confrères et de la bonne société, lui créant une réputation sulfureuse. Franc-maçon et libre penseur, il avait cependant fait venir des religieuses dans sa clinique. La supérieure effectuait la gestion mais au bout de quelques années, il la chassa ignominieusement, prétextant des malversations qu'il ne put jamais prouver. Il soignait les pauvres en faisant payer largement les riches, et avait créé dans Paris, sur sa fortune personnelle, une vingtaine de dispensaires gratuits. Henri Bordeaux, dans *La revue des deux mondes*, fait la part des choses lorsqu'il constate : « *Je savais qu'il avait beaucoup d'ennemis à cause de son luxe et de sa prétendue cupidité, mais il faisait beaucoup de charité professionnelle.* » En 1904, il se présenta à la députation dans la deuxième circonscription du XIVe arrondissement, sous l'étiquette « Républicain Social » se référant à un socialisme modéré. A la suite de réunions tumultueuses où il se fit vilipender et même traiter de royaliste en raison de ses relations d'amitié avec le Prince de Monaco, il ne fut pas élu et ne renouvela pas sa tentative.

Il servit de modèle à Marcel Proust dans *La recherche du temps perdu* pour son personnage pittoresque mais brutal du Docteur Cottard, familier du salon de Madame Verdurin. André Fabre rapporte qu'il écrivit notamment : « *Ce n'est pas seulement...comme un praticien obscur, devenu à la longue, notoriété européenne, que ses confrères considéraient Cottard. Les plus intelligents d'entre les jeunes médecins déclarèrent, au moins pendant quelques années, car les modes changent, étant nées elles-mêmes du besoin de changement, que si jamais ils tombaient malades, Cottard était le seul maître auquel ils confieraient leur peau.* »

Il se fit éreinter par Léon Daudet dans *Les Morticoles,* sous les traits du Docteur Bradilin. Un épisode du livre ne laisse aucun doute sur la personnalité visée, lorsque Daudet raconte que le Professeur Bradilin, exhibe devant ses collègues un jeune garçon de 14 ans, qu'il dit avoir acheté à ses parents, pour pratiquer sur lui l'injection dans la joue de cellules cancéreuses de souris. Seuls deux des médecins présents protestèrent énergiquement contre cette expérience contraire à toute éthique et démissionnèrent. Bradilin faisant jouer toute son influence et, tenant les assistants sous la menace de rétorsions, rallia la majorité de l'assemblée à sa théorie que les progrès de la science justifient toutes les entorses à la morale. Ne s'embarrassant pas d'une fable comme dans les Morticoles, Léon Daudet exécute Doyen en quelques phrases assassines : « *Doyen, opérateur génial, médiocre clinicien et qui s'imagine de temps en temps avoir trouvé remède à tous les maux...alors qu'il se croit un novateur, son plus grave défaut est d'être borné... Cet homme, qui eut son génie dans sa main et des éclairs de sensibilité brutale, n'avait aucun bon sens, aucune logique, ni aucun sentiment des valeurs... En médecine, il faisait suivre une vue ingénieuse et hardie d'une énorme bourde, affirmée péremptoirement, il traitait de vieille bête un Potain ou prônait une panacée universelle, un truc à guérir les boutons, la colique et la pneumonie, sans compter la gravelle et le diabète. Physiquement, Doyen possédait une tête solide, aux yeux bleus étonnés ou inquiets, aux cheveux blonds grisonnants et une musculature d'athlète ; c'était un nerveux d'apparence placide, un jaguar dans la cage de la civilisation, en un mot une riche nature avec de pauvres moyens d'expression.* » Daudet laisse poindre une très légère commisération, alors qu'André Couvreur, dans son livre *Le Mal nécessaire* ne s'embarrasse pas de circonlocutions et fait de son héros, le Docteur Armand Caresco un véritable monstre, au cerveau déséquilibré et dont le génie frôle la démence, un être malfaisant à l'ambition effrénée ne reculant devant aucune compromission et allant même jusqu'au crime pour assouvir sa cupidité et ses mauvais instincts.

Doyen s'attira l'hostilité de ses confrères de la Faculté. Professeurs, académiciens, renommés, parfois d'une belle prestance, ils étaient reçus et fêtés du Tout-Paris. Certains, comme Segond et Tuffier, lui reprochèrent essentiellement des erreurs sur le plan scientifique, mais d'autres, comme Poirier et surtout Pozzi, l'attaquèrent de façon virulente avec l'intention évidente de lui nuire. Ce dernier, gynécologue, lorgnait sur la chaire qui allait être créée en 1899, grâce à des fonds apportés par le Conseil Municipal de Paris, à laquelle Doyen, malgré tout ce qu'il avait pu dire de la médecine officielle, avait cru bon de postuler. Malgré son absence de titres universitaires, il mit en avant ses travaux, ses innovations thérapeutiques et pédagogiques, sa notoriété internationale. Pozzi, qui était un homme de belle prestance, fréquentait le Tout-Paris des réceptions et des générales, avait de nombreuses maîtresses telles Georgette Leblanc, chanteuse, Réjane, actrice, Sarah Bernhardt, qu'il avait opérée, et Emma Fishoff. Ses puissantes relations mondaines et politiques, lui permirent d'écarter Doyen qui lui en conserva une haine féroce qu'il exprimait fréquemment disant : « *Ce cochon de Pozzi* ». Samuel Pozzi devait mourir le 13 juin 1918: un malade qu'il avait opéré deux ans auparavant d'une varicocèle se disait impuissant et exigeait d'être réopéré. Pozzi ayant refusé, il lui tira quatre balles dans l'estomac dont il décéda malgré une laparotomie en urgence. Il fut remplacé dans la chaire de gynécologie par Jean-Louis Faure qui tout en reconnaissant les défauts de Doyen l'admirait pour son génie inventif.

Les congrès médicaux français étaient la scène de joutes oratoires qui ne furent jamais à fleurets mouchetés. Il n'hésita pas à s'en prendre à Delore de Lyon sur sa technique de chirurgie de la thyroïde dont c'était un spécialiste reconnu. Plus discutable encore, Doyen agressa Péan, l'ami de son père, alors âgé et auréolé de gloire, critiquant sa technique. Le vieux maître en fut bouleversé :

« *M'avoir fait cela à moi qui avais aidé son père et étais resté avec lui dans les meilleurs termes, c'est inconcevable.* ». Alors qu'il était ostracisé par les institutionnels français, il fut célébré par les congrès et sociétés étrangères qui lui décernèrent des honneurs, comme le titre de Docteur Honoris Causa de l'Université d'Edimbourg, où on le voit poser en compagnie de James Young Simpson, l'inventeur de l'anesthésie au chloroforme, ou sa nomination par le Roi d'Espagne en tant que Commandeur de l'Ordre d'Isabelle la Catholique. Le Prince Albert de Monaco, féru de biologie, était son ami et le tenait en grande estime, même si parfois sa conduite le décontenançait, comme la fois où Doyen voulut lui offrir une de ses maîtresses dont il s'était lassé.

En 1910, Doyen qui aimait l'enseignement et avait accumulé une collection impressionnante de coupes anatomiques voulut en faire profiter la Faculté qui mit à sa disposition le grand amphithéâtre de l'Ecole Pratique. Lorsque Doyen voulut commencer son cours devant un amphithéâtre bondé, un chahut indescriptible se fit, tandis que volaient des projectiles. Doyen dut renoncer et se retirer. Il effectua ces démonstrations dans une enceinte privée où ses démonstrations rencontrèrent un très grand succès, car il avait autant d'admirateurs que de détracteurs.

Fort heureusement des opinions beaucoup plus amicales s'opposent à la noirceur des tableaux répandus par ses ennemis. Le Professeur Jean-Louis Faure, à qui la *Presse Médicale* demandera, en novembre 1916, d'évoquer le souvenir de Doyen après son décès sera beaucoup plus nuancé, reconnaissant ses mérites, rendant hommage à son talent et défendant sa mémoire. S'il souligne le manque de rigueur scientifique, sa recherche de la notoriété, son agressivité vis-à-vis de ses confrères, il reconnait l'apport considérable de Doyen à la chirurgie par sa capacité d'innovation, ses trouvailles géniales, son élégance et sa rapidité opératoire. « *Il avait l'air d'opérer d'instinct, machinalement, avec sa seule moelle épinière, son cerveau étant sorti* » disait de lui Julien Besançon.

Si Jean-Louis Faure apportait une caution médicale indiscutable aux travaux de Doyen, un homme de lettres, comme Jules Lemaître, témoignera de son admiration de profane devant l'opération chirurgicale à laquelle il lui sera donné d'assister. « *Je sais que sa réputation est immense, et plus encore européenne que française ; qu'il est plein d'idées, fertile en inventions, et mécanicien et chimiste presque autant que chirurgien ; qu'il s'est élevé seul, en dehors des cadres officiels et des académies, et que son exemple est excellent...* » Henri Rochefort, dont il a été le témoin dans un duel, prendra également sa défense contre la médecine officielle dans l'*Intransigeant* du 3 novembre 1906: « *Doyen est naturellement l'ennemi pour les scientifiques qui travaillent en vue de la décoration beaucoup plus que de la guérison de leurs malades. Ce à quoi ils tiennent, c'est qu'un chirurgien, qui n'est ni décoré ni membre de l'Académie, ne se permette pas d'avoir raison contre eux.* »

Il fit l'objet de nombreuses caricatures dans les journaux. L'une des plus connues est celle de Barrère où on voit Doyen se préparer à opérer une jolie jeune femme, entourée de bouteilles de champagne, d'un gramophone et d'un cinématographe, sous l'œil étonné de nombreux confrères. On ne saurait citer tous les caricaturistes qui en firent leurs délices. Certaines caricatures n'avaient d'autre objet que de faire rire, comme celle de *La vie Ardennaise de 1898,* ou celle de Lucien Métivet, dans *Je sais tout,* montrant Doyen saisi dans toutes ses activités. D'autres étaient plus méchantes, comme celle de Guillaume

Laplagne dans *Guignol*, montrant Doyen en écorcheur, tenant à bout de bras la main d'un malade qu'il vient de dépouiller, de sa main comme de son argent, ou celle de l'*Assiette au beurre* du 26 novembre 1904 consacrée à plusieurs médecins qualifiés de « Cabots Sauveteurs », la caricature de Doyen par Radiguet ayant pour légende : *Race Gasconne ; médaille d'or offerte par les Pompes Funèbres ; mal dressé à sauver les malades ; sauve toujours la caisse.* Le 9 octobre 1904, *L'assiette au beurre* avait consacré un numéro entier, les *Ecorcheurs* avec Doyen en couverture, et une série de caricatures féroces à l'intérieur. Au père du Docteur Thévenard qui s'était précipité chez Doyen le journal à la main pour lui dire : « *Vous avez vu, Monsieur, cet horrible journal ?* » il s'entendit répondre avec un sourire : « *Oui, c'est un numéro qui m'a même coûté très cher !* » « *Comment cela ?* » « *Mais oui, puisque c'est moi qui l'ai fait faire !* » « *Mais, Monsieur, vous avez vu la façon dont on vous y traite ?* » « *Bien sûr, dit Doyen, et cela va me permettre de répondre comme il convient et, ainsi, de faire un peu parler de moi !* ». Tous les matins il se précipitait sur les journaux et, si l'on n'y parlait pas de lui, en bien comme en mal, il était de mauvaise humeur pour le reste de la journée. En fait toute la presse parlait de lui, de ses prouesses, de ses interventions de 1892 à 1900 puis par la suite, davantage de ses procès retentissants.

En dehors d'un égocentrisme forcené il avait une personnalité faite de contrastes : prodigue et avare, charmant et brutal, aimant briller en société mais pratiquant une vie d'ascète, revendiquant une maestria opératoire et s'astreignant aux tâches manuelles les plus humbles, capable d'une grande douceur comme d'une extrême violence, affectant un détachement des honneurs mais ne cessant de jalouser ceux qui les obtenaient. A

Julien Besançon qui lui exprimait son dépit d'avoir été recalé au concours d'agrégation malgré les promesses, il lui dit : « *Tu es un crétin, fais donc comme moi. Lâche-moi ces cochons-là, et fais de la clientèle. Tiens, tu sais à peu près l'orthographe. Fais-nous un journal de médecine.* » Besançon suivit son conseil et fonda le *Journal de Médecine Interne* qui eut le succès que l'on sait. Ce sont ces contrastes permanents qui contribuèrent sans doute à le rendre aussi honni par certains qu'attachant pour d'autres.

LE CHIRURGIEN GÉNIAL INVENTEUR DE LA CHIRURGIE MODERNE

Doyen était d'une habileté manuelle extraordinaire, avec des gestes simples et sûrs, mais aussi spectaculaires lorsqu'il était filmé ou lorsqu'il était en représentation dans son bloc opératoire de la rue Piccini. Il envoyait des cartons d'invitation, servant de cartes d'entrée, précisant la date et l'heure, ainsi que les interventions qui seraient pratiquées parmi une liste pré imprimée. Au début il opérait à mains nues, avec une simple blouse et un tablier. Ce n'est que vers 1909 qu'il adoptera la tenue moderne avec casaque, masque et gants. Ces gants de caoutchouc assez épais ne permettaient pas une sensibilité satisfaisante à son goût et il lui arrivait parfois au cours d'interventions délicates de les arracher pour terminer à mains nues. Il disait que malgré ses gros doigts il avait une sensibilité extrême de la pulpe lui conférant un toucher précis et délicat. S'il travaillait parfaitement bien du point de vue technique, Robert Didier rapporte des propos de M. Portier racontant qu'il « *opérait en vociférant, jurant, grondant ses aides, les sœurs, les infirmiers, tout le personnel qui l'entourait. Il était de la génération d'hommes dont le type est bien disparu, et d'une époque où tout opérateur en renom se croyait obligé d'assaillir ses assistants et de jeter en l'air à tout propos les bistouris ou les pinces.* » Je me dois de contredire M. Portier, car je puis témoigner, pour en avoir fréquenté de près, que ce type de chirurgien a perduré.

Travailleur acharné, il dormait peu et de façon décousue, restant à son bureau à écrire quelquefois jusqu'au petit jour. Il ne passait jamais une nuit complète dans une chambre, dormait quelques heures sur un canapé dans l'une des pièces de son institut, qui était son véritable domicile. Il lui arrivait de rameuter son équipe pour opérer à trois heures du matin. En revanche, il pouvait s'endormir soudainement au milieu d'une conversation. Cela ne l'empêchait pas d'enchaîner chaque matin une dizaine d'interventions, stupéfiant les médecins de Granville, qu'il était venu inspecter pendant la guerre, en réalisant cinquante-huit interventions dans sa journée. Il était dur pour lui-même comme il était dur pour les autres. L'épisode de son appendicite raconté par Besançon en témoigne : « Nous allons un soir voir une malade, rue Croix-Nivert. Je remarque qu'il marchait sur la pointe des pieds, se tenant le ventre. « *C'est mon cochon de cuisinier qui m'a empoisonné !...* » – « *A moins que tu n'aies l'appendicite.* » – « *C'est bien possible. Viens me voir demain matin.* » Je l'examine : appendicite. Après sa troisième opération, il décroche le téléphone, demande Reims et dit à son successeur : « *Viens m'opérer demain matin.* » Le jour venu, après deux hystérectomies, Doyen s'étale sur la table, se met la compresse sous le nez : « *A mon tour.* » Doyen lui-même raconte les détails de son opération : « *Le jour où je me suis fait opérer de l'appendicite, je me suis anesthésié moi-même, dans ma salle d'opérations, après avoir vérifié que tout était prêt. J'ai si bien senti le moment où je perdais toute notion de l'extérieur que j'ai dit : encore dix secondes et commencez. Le Docteur Biousse, mon assistant, versa alors un peu de chloroforme dans la compresse. Le Docteur Roussel, de Reims, mon élève et ami, qui avait bien voulu se charger de l'intervention, prit le bistouri et incisa la peau : j'étais insensible. Douze minutes après, j'étais pansé et reconduit dans mon lit, où je repris mes sens, constatant que je souffrais à peine.* »

Le soir même, Besançon va prendre de ses nouvelles. « Je trouve mon citoyen assis sur son lit, Madame Doyen lui tendant un bocal de compresses et, après avoir fait sauter les agrafes, il se farfouillait dans le ventre au bout d'une pince. « *Il n'opère pas mal ce cochon-là* (car ce mot de cochon revenait dans toutes ses phrases). » Trois jours plus tard, il opérait de nouveau et une semaine plus tard il partait à Monte-Carlo disputer une coupe de tir aux pigeons.

A côté de l'introduction de l'asepsie, en accord avec sa formation pastorienne, les progrès du matériel et de l'instrumentation apportés par Doyen ont profondément transformé la pratique de la chirurgie. Pour les interventions de quelque importance, il effectuait des pulvérisations phéniquées, recommandées par Lister, utilisant les pulvérisateurs mis au point par son maître, Lucas-Championnière. Durant toute sa carrière il n'eut de cesse de créer ou d'améliorer matériel et instruments de chirurgie. Dès sa jeunesse, il s'était formé aux métiers manuels, en particulier à la mécanique dont il possédait parfaitement les connaissances et les techniques. « *J'avais l'habitude depuis longtemps*, dira-t'-il plus tard, *de manier les outils vigoureux et bien en main du menuisier, du tourneur et de l'ajusteur mécanicien.* » Ces aptitudes lui permirent d'être l'inventeur, le constructeur et l'adaptateur de l'instrumentation chirurgicale moderne, certains de ces instruments, portant son nom, étant encore utilisés de nos jours. Il modifiait certes certains instruments existants, mais il en dessinait et fabriquait lui-même les modèles qu'il faisait exécuter chez Collin. Besançon raconte qu'au milieu d'une intervention, il jetait son bistouri, dessinait à la craie au tableau un instrument et disait à un assistant : « *Copiez donc ce dessin et allez demander à Collin qu'il me fabrique ce truc-là.* » Il avait ses entrées chez Collin : « *Tout a été étudié et déterminé avec le concours éclairé de M. Collin et de son contremaître M. Leblond, qui parfois même trouvait assez ingrat le nouveau labeur que je réclamais de lui. Les pièces de forge étaient dégrossies, façonnées et bientôt, après avoir pris moi-même la lime et arrêté les derniers détails de construction, je mettais le nouvel instrument en usage, encore brut, dans ma salle d'opérations.* » Un jour qu'il sortait de chez Collin, après avoir expliqué ce qu'il voulait et emportait quelques instruments, un employé peu au courant lui en apporta la facture. Doyen entra dans une telle colère que les vitres du magasin en tremblaient. Bien que prenant pour cinquante mille francs par an d'instruments, il estimait que sa collaboration méritait qu'on le dispense de la note.

Il serait fastidieux de citer tous les instruments qu'il modifia ou inventa tant ils furent nombreux. On les retrouve décrits en détail dans le *Traité de thérapeutique chirurgicale et de technique opératoire* qu'il écrivit entre 1908 et 1913. Pour ne citer que les plus importants, les tables d'opération qu'il créa, susceptibles de procurer toutes les positions, annoncent dans leurs principes les tables d'intervention modernes. La valve abdominale sus-pubienne fut particulièrement utile et Jean-Louis Faure n'en voudra pas d'autres. Toutes les pinces qu'il inventa devaient être simples et pratiques et répondre à une utilisation spécifique. C'est ainsi qu'il fit construire des pinces pour la forcipressure des ligaments larges, de longues pinces courbes à mors élastique pour la chirurgie gastrique et intestinale, des pinces courtes à mors excavé pour servir de porte-aiguilles, des pinces gouges pour l'ablation des végétations… Parmi les autres types d'instruments, citons des rugines pour l'extirpation des polypes naso-pharyngiens, pour les résections costales, des aiguilles courbes à manche pour les sutures profondes, des écarteurs de multiples modèles. Pratiquant tous les types de chirurgie, aussi bien des cataractes que des gastrectomies, la chirurgie digestive comme la chirurgie gynécologique, il créa une instrumentation propre à chacune d'elles. Pour la chirurgie du crâne, il mit au point un trépan à cliquet, un décolle dure-mère, un mensurateur de l'épaisseur du crâne, une scie à curseur, une pince emporte-pièce pour la craniectomie.

Tout en ayant une pratique généraliste, Doyen fut surtout un spécialiste de la chirurgie gynécologique. Aux interventions qui duraient trois ou quatre heures, il substitua des opérations bien réglées, bannissant tout geste inutile, réalisées en moins de trente minutes. Il préférait la radicalité d'une hystérectomie totale considérant que sa technique n'était pas plus dangereuse que l'hystérectomie subtotale par voie abdominale mais qu'elle avait l'avantage d'être beaucoup plus rapide, à une époque où la rapidité d'exécution était essentielle pour pallier le caractère aléatoire de l'anesthésie. Il excellait davantage encore dans la pratique de l'hystérectomie vaginale. Grâce à une instrumentation adaptée et des protocoles rigoureux il put enlever par voie vaginale de volumineux fibromes et des cancers du corps et du col. Doyen n'avait pas inventé l'hystérectomie par voie vaginale que d'autres avant lui, en particulier Péan, avaient pratiquée mais il l'a perfectionnée en la simplifiant, réduisant le nombre d'aides et les manœuvres. Là où Péan appliquait 25 pinces sortant du vagin, il n'en utilisait que cinq ou six. Il modifia également la pratique de l'hystérectomie abdominale par ce qu'il appelait la décortication sous-séreuse, une technique élégante et rapide.

Doyen s'intéressa beaucoup à la chirurgie du crâne. L'un de ses premiers films avait pour objet une craniectomie. Il avait mis au point différents instruments spécifiques tel un trépan à cliquet, des fraises coniques ou cylindro-sphériques pour achever la perforation de la voûte du crâne, permettant un large accès au cerveau et une réparation sans perte de substance. Il est l'un des premiers à adapter aux instruments un moteur électrique, relié par un arbre de transmission flexible à des fraises, des scies circulaires et des mortaiseuses, technique qu'il étendit à toute la chirurgie osseuse pour la rendre plus rapide et plus sûre. Le 6 mai 1893, il réalise une ablation du ganglion de Gasser, modifiant légèrement la technique de l'intervention princeps effectuée par Krause, le 31 janvier de la même année. On peut imaginer que son opposition à Clovis Vincent dans le procès du zouave Deschamps avait pour origine l'antériorité et l'excellence de sa pratique de la neurochirurgie dont Clovis Vincent sera le premier titulaire de chaire universitaire.

La chirurgie de l'estomac n'en était qu'à ses débuts. En 1883, lors de son voyage en Allemagne il avait assisté à une intervention de résection d'une partie de la grande courbure effectuée par le Professeur Czerny. Dès 1892, il présente une série de douze observations de chirurgie gastrique qui serviront de base au livre qu'il publie en 1895 sur le traitement chirurgical des affections de l'estomac. En chirurgie digestive, il pratique également des gastro-entérostomies, des résections de cancers du rectum, avec notamment des descentes transanales du sigmoïde qui seront codifiées par Toupet. Le 6 avril 1899, il est aussi un des premiers à pratiquer la cholécystectomie idéale par décortication sous-séreuse de la vésicule. En dehors de cela, il pratique des interventions de la rate, du sein, des goitres, la chirurgie urinaire et la chirurgie ostéoarticulaire. Cependant son approche la plus novatrice sera la chirurgie du cœur et des gros vaisseaux.

La maîtrise des sutures et des greffes vasculaire qu'il a acquise va lui permettre à partir de 1913 d'envisager la chirurgie du cœur et des vaisseaux. Dès 1902, il avait publié un travail sur la technique opératoire des anastomoses vasculaires et la transplantation des viscères. A cette époque, Alexis Carrel était venu le voir opérer. Le 30 janvier 1913, Doyen avait été le premier à tenter une valvulotomie pulmonaire par voie ventriculaire chez une jeune fille de vingt ans souffrant d'un rétrécissement de l'infundibulum pulmonaire. Il avait conçu en vue de cette intervention un ténotome spécial. L'état cardiaque de la patiente était préoccupant et s'aggrava le matin avant l'intervention avec la survenue de plusieurs syncopes. Le ténotome fut introduit dans le ventricule droit, mais la tentative d'élargissement du rétrécissement ne parvint pas à augmenter le passage du sang dans le poumon et la cyanose persista malgré les inhalations d'oxygène pur. La malade supporta l'intervention mais elle succomba peu après. L'examen de la pièce démontra que le rétrécissement était disposé autrement qu'il n'était supposé et qu'il existait par ailleurs une communication interventriculaire. Il aurait fallu pouvoir faire un diagnostic précis de cette malformation avec les moyens d'investigation dont nous disposons aujourd'hui ce qui n'était malheureusement pas le cas. Néanmoins, Doyen tira toutes les conclusions de cet échec et imagina dans le détail ce que serait sa conduite dans un cas similaire. La première réussite de cette intervention n'eut lieu que 35 ans plus tard, lorsque Russel C. Brock de Londres, en 1948, put la mener à bien grâce aux progrès du diagnostic, de l'anesthésie et de la réanimation.

On ne peut manquer de citer, au titre des prouesses chirurgicales de Doyen, la séparation, le 9 février 1902, des sœurs siamoises Radica et Doodica. Cette intervention sensationnelle, qui avait fait l'objet d'une tapageuse publicité, passionnera l'opinion. Ces sœurs siamoises d'origine indienne, exhibées dans le cirque Barnum, étaient reliées au niveau de la face antérieure du thorax, par une malformation qualifiée de xiphophage. La seule tentative qui avait été tentée au préalable était celle des sœurs Maria et Rosalinda, à Rio de Janeiro, par le Docteur Chapot-Prévost, qui s'était soldée par la mort d'une des jumelles.

Il avait fallu pratiquer l'intervention en urgence, l'une des jumelles, Doodica étant atteinte d'une péritonite tuberculeuse. Les deux enfants étaient dans un état de cachexie avancée qui rendait Doyen pessimiste sur l'issue de l'intervention. Néanmoins, l'opération fut filmée entièrement. La durée d'un chargeur de caméra étant de dix minutes, il fut convenu entre le chirurgien et l'opérateur que l'acte ne dépasse pas la durée imposée par la technique du film. Tout au long de l'intervention Doyen s'assura auprès de son opérateur, Clément Maurice, qu'il restait bien dans les temps. L'anesthésie fut pratiquée comme de coutume au chloroforme, précédé d'une brève inhalation de chlorure d'éthyle. Le pédicule d'union, haut de 14cm et large de 4 à 5cm, s'étendait des appendices xiphoïdes jusqu'à l'ombilic des enfants. La peau une fois incisée, il fallut pincer et sectionner deux grosses veines, avant de couper au bistouri le pont cartilagineux unissant les xiphoïdes et réséquer une anastomose de fibres diaphragmatiques. A l'ouverture du péritoine, Doyen découvrit un pédicule hépatique commun, qu'il ligatura d'un fil de soie ainsi que trois grosses artères. Le péritoine de Doodica était parsemé de granulations tuberculeuses.

L'ouverture pariétale fut fermée provisoirement par trois pinces et recouverte d'une compresse. L'enfant fut alors placée sur une seconde table et les parois des deux enfants furent suturées avant que les fillettes séparées fussent transportées dans leur lit. Chacune des deux enfants avait reçu 200 gr de sérum artificiel. L'intervention n'avait duré que quelques minutes et les suites immédiates furent très simples. Elles commencèrent à s'alimenter le troisième jour. D'une maigreur extrême, ne pesant plus que 12,500kg, Doodica décéda brutalement le 15 janvier. La vérification anatomique confirma la péritonite tuberculeuse généralisée et une perforation caecale, cause de la mort. Radica, qui était porteuse de ganglions tuberculeux avant l'intervention, mourut le 15 novembre 1903, de tuberculose ganglionnaire et osseuse.

Des polémiques apparurent aussitôt, Doyen étant accusé d'avoir acheté le droit d'opérer les enfants, d'avoir filmé l'intervention et d'avoir présenté publiquement le film à l'étranger pour se faire de la publicité. L'annonce tapageuse de la projection du film dans un stand de la Foire du Trône fut exploitée par ses détracteurs, en particulier le Docteur Legrain. Au comble de la fureur, Doyen alla vérifier lui-même sur place mais il ne trouva qu'une affiche à l'entrée d'un musée de cire où se trouvait une mauvaise représentation de Doodica reposant dans un lit. Il exigea de la *Tribune Médicale* un démenti et des excuses du Docteur Legrain que celui-ci apporta. Plus de cinquante ans plus tard, en 1954, une imposante équipe de huit chirurgiens anglais réalisa une intervention similaire oubliant de rappeler que Doyen avait réalisé, en 1902, cette opération avec un seul assistant, dans un temps record.

Il se faisait un orgueil d'opérer très rapidement, de plus en plus vite, et de brûler les étapes. « *...rompu à la pratique de toutes les opérations de la chirurgie générale et spéciale, j'ai travaillé sans relâche à améliorer et à simplifier la technique opératoire.* » L'instrumentation qu'il inventait avait essentiellement pour but de simplifier la technique et de raccourcir le geste. La diversité des interventions qu'il pratiquait dépassait de loin ce que pratiquèrent les chirurgiens dits généralistes, remplacés aujourd'hui par des chirurgiens spécialistes, non seulement d'une discipline, mais bien souvent d'un type d'intervention. A force de prouesses, il finit par inquiéter ceux-là mêmes qui étaient ses amis et arrêtèrent de lui confier leurs malades. Il en conçut beaucoup d'amertume à la fin de sa vie.

CONTRIBUTION À L'ANESTHÉSIE ET À LA RÉANIMATION

Contrairement à certains chirurgiens qui considéraient comme normal que les patients souffrent pendant et après la chirurgie, Eugène Doyen s'en préoccupait beaucoup. Même s'il avait recours à un assistant *chloroformisateur,* il ne se départissait jamais de la surveillance du patient endormi. Dans son livre *Le Malade et le Médecin* paru en 1906, il donne une leçon magistrale de la surveillance de l'anesthésie générale aussi bien par le chirurgien, au niveau du champ opératoire, que par l'anesthésiste, qui doit demeurer attentif en permanence aux signes de l'anesthésie comme à la respiration du patient et à tout incident susceptible de survenir. L'opérateur doit avoir lui-même une grande expérience de l'anesthésie. Jusque dans les années d'après la seconde guerre mondiale, en France, l'enseignement de l'anesthésiologie était rattaché à la technique chirurgicale et les chirurgiens recevaient en même temps que leur spécialité chirurgicale une reconnaissance de compétence en anesthésiologie, tandis qu'un chirurgien présidait la société d'anesthésie.

Doyen distingue très clairement l'anesthésie locale de l'anesthésie générale, qu'il juge indispensable pour toutes les interventions délicates. Dans l'anesthésie locale, il sépare l'anesthésie par congélation, dont il marque les limites, de l'anesthésie par injections interstitielles de cocaïne, qui a sa préférence, sauf pour la rachianesthésie qu'il estime peu maniable et dangereuse avec les préparations de l'époque. Pour l'anesthésie générale, sa préférence va au chloroforme plus qu'à l'éther, même s'il considère utile l'usage du chlorure d'éthyle brièvement avant le passage au chloroforme. Il fera en 1899 une leçon sur la chloroformisation. Cette technique aurait selon lui l'avantage d'éviter la survenue de la syncope chloroformique qu'il décrit tant du point de vue de ses symptômes que de sa prophylaxie et de son traitement. De même, il considère que la douleur postopératoire doit faire l'objet d'un traitement où la morphine a sa place, même si la cause essentielle lui parait être l'inflammation. Outre la douleur, c'est l'ensemble de l'état clinique du patient qui doit faire l'objet d'une surveillance et de soins. Le chirurgien doit savoir donner aux convalescents de ses opérations des soins purement médicaux, qui ne seront confiés que bien plus tard aux anesthésistes lorsqu'ils seront devenus des spécialistes. Doyen prône l'importance de la discrétion professionnelle et de l'isolement des malades, et conclue son livre par les deux préceptes qu'il juge essentiels : *primum non nocere* et *ne fais pas à autrui ce que tu ne voudrais pas qu'on te fît.*

Beaucoup, même parmi ses biographes, ont ignoré l'intérêt de Doyen pour l'anesthésie et jusqu'à très récemment son apport dans ce domaine fut totalement ignoré. Le fait qu'il n'avait pas de spécialiste attaché à sa pratique et qu'il sollicitait différentes personnes pour délivrer l'anesthésie n'a rien de choquant, car la France était très en retard par rapport à des pays comme la Grande-Bretagne. Les premiers spécialistes, pour la plupart formés en Angleterre, n'apparurent en France qu'après la seconde guerre mondiale. Indépendamment de l'importance qu'il attache à la pratique de l'anesthésie, Doyen va mettre son génie inventif à contribution pour créer un grand nombre de dispositifs et de matériels très en avance pour son temps, dont les principes seront repris et développés bien longtemps après.

Le masque laryngé, tel qu'il est largement utilisé aujourd'hui, fut créé, pensait-on, en 1983 par Archie Brain. Lors du congrès mondial d'anesthésiologie à Hong Kong, en 2016, je rencontrais R P Haridas au cours d'une session consacrée à l'histoire de l'anesthésie. Il m'expliqua, qu'en réalité, Doyen pouvait être considéré comme le précurseur du masque laryngé, ayant décrit 75 ans plus tôt, en 1908, dans le troisième tome du *Traité de thérapeutique chirurgicale et de technique opératoire,* un appareil pour le tubage du pharynx dans les opérations de la face, dont l'embout de forme ovalaire, qui s'introduit directement en arrière de la base de langue, peut être utilisé pour l'anesthésie au chloroforme. Cet appareil de tubage pharyngé s'introduit facilement si on écarte les mâchoires avec l'ouvre-bouche de Doyen, encore utilisé aujourd'hui. L'encoche qui se trouve située à la partie antérieure de la pièce pharyngée vient se placer exactement au niveau de l'orifice du larynx, un simple renflement de la sonde l'empêchant de progresser plus avant. Il n'existe pas de ballonnet gonflable et il est donc nécessaire de pratiquer un tamponnement du pharynx avec une mèche de gaze à la base de langue. Un autre dispositif est proposé pour le tubage du larynx et l'anesthésie directe. La canule laryngée est mise en place à l'aide d'une pince porte-canule de son invention, assez similaire à la pince qui portera le nom de Magill. Une spatule métallique à double courbure sert d'abaisse-langue et joue le rôle d'introducteur en l'absence de laryngoscope. Ce dispositif, dédié à la chirurgie de la face, peut être également utilisé pour la chirurgie thoracique sous hyperpression thoracique et ventilation artificielle grâce à l'adjonction d'un masque hermétique avec des ouvertures au niveau des yeux pour surveiller le réflexe cornéen et l'état de la pupille. Ce masque de caoutchouc se termine de chaque côté par quatre lanières de caoutchouc très résistantes qui se croisent en arrière de la nuque pour s'assujettir deux à deux, les unes sur le front, les autres sous la saillie du menton. Des bourrelets pneumatiques assurent la coaptation de l'appareil. Le tube pharyngé peut être engagé préalablement dans la tubulure élastique du masque.

L'appareil à hyperpression thoracique de Doyen est l'ancêtre des tables d'anesthésie. Il comporte, intégrés sur une table de bois, un récipient d'oxygène comprimé avec un détendeur relié à un cylindre muni d'un ballon de caoutchouc de cinq litres de capacité, surmonté d'un manomètre. Le patient ayant été appareillé d'un tube laryngé et d'un masque hermétique respire en ventilation spontanée dans ce circuit qui distribue aux poumons, soit de l'oxygène seul, soit additionné de vapeurs anesthésiques délivrées par l'action d'un distributeur rotatif qui oblige l'oxygène à traverser une capacité remplie de ces vapeurs lorsque l'on appuie sur la manette. Des soupapes appropriées empêchent la ré-inhalation de l'air chargé en gaz carbonique émanant des poumons. A la tubulure qui aboutit aux poumons se trouve branché en dérivation d'un tube vertical, plongeant dans un récipient rempli d'eau que l'on peut enfoncer plus ou moins dans le récipient : on obtient ainsi l'hyperpression, mesurée en centimètres, en faisant varier la plongée du tube de sûreté. Entre le distributeur et la soupape se trouve un robinet latéral ainsi qu'un second robinet latéral disposé entre la tubulure allant au patient et le tube plongeur que l'on fermera si l'on veut utiliser le soufflet à respiration artificielle.

L'adjonction au circuit du soufflet à respiration artificielle va permettre la réalisation d'une ventilation assistée manuelle. Selon le principe de l'accordéon, le soufflet se compose d'un parallélépipède de bois ouvert à ses deux extrémités, à l'intérieur duquel se meut, grâce aux mouvements imprimés aux parois par les mains disposées de part et d'autre, une cloison mobile comprimant et distendant consécutivement quatre corps de pompe constitués de soufflets. Ces soufflets sont munis de soupapes unidirectionnelles. De cette manière, on peut, par un mouvement de va-et-vient, emplir et vider alternativement les deux soufflets. Pendant que l'on vide d'un côté, on emplit les soufflets de l'autre côté de la cloison mobile. Ainsi, en écartant les deux poignées, on aspire dans le soufflet intérieur du côté gauche l'air chargé de gaz carbonique venant du poumon. Dans le même temps, l'air extérieur qui avait été aspiré pendant la course précédente dans le soufflet supérieur droit, se trouve chassé dans le soufflet inférieur du même côté. Simultanément, l'air chargé en CO^2 qui est passé du soufflet inférieur dans le soufflet supérieur gauche, est chassé à l'extérieur. L'écart des poignées étant complet, on les rapproche : l'air pur du soufflet inférieur droit est poussé dans les poumons, tandis que la même quantité d'air est aspirée de l'extérieur dans le soufflet supérieur du même côté pour servir à l'insufflation pulmonaire suivante. On peut faire varier à volonté la capacité respiratoire, correspondant au volume contenu dans les soufflets, en limitant l'écartement des deux poignées, pouvant même l'adapter au besoin à la ventilation de l'enfant et du nouveau-né. En raccordant la tubulure supérieure droite au ballon d'oxygène, il est possible d'utiliser ce dispositif à la réanimation de l'asphyxie ou d'une syncope prolongée.

Abordant ainsi la réanimation respiratoire, Doyen mit au point également un dispositif simplifié de soufflet à double corps pour l'insufflation des poumons. Ce dispositif, inspiré directement du soufflet utilisé pour activer un feu, en reprend la forme. Il s'agit toutefois d'un soufflet à double corps, disposés côte à côte, agissant séparément et alternativement par simple commutation d'une manette. Cet insufflateur manuel préfigure des appareils qui seront utilisés par la suite pour la réanimation extra hospitalière en médecine d'urgence.

Pour mesurer l'apport que représentaient tous ces appareils, il faut se souvenir qu'à la même époque Dräger mettait au point en Allemagne le Pulmotor qui allait être considéré comme le précurseur des ventilateurs d'anesthésie et de réanimation et sera suivi d'une vaste postérité quand les découvertes de Doyen sombreront dans l'oubli. Certaines seront redécouvertes, parfois de nombreuses années plus tard, sans que leur paternité lui revienne. Il en est pour une part responsable, car il continuera jusqu'à la fin de sa vie à opérer avec ses techniques habituelles, ses produits de base, des anesthésistes de fortune. Les autres chirurgiens français de cette époque en firent de même, et la France continua, jusqu'après la seconde guerre mondiale, à accumuler le retard dans cette discipline que les Anglais avaient très vite érigée en spécialité.

LE BIOLOGISTE ET LE CHERCHEUR

La personnalité d'Eugène Doyen rend compte de l'extrême diversité de son œuvre qui ne resta pas cantonnée à la chirurgie. Dès le début de sa carrière à Reims, il s'intéressa à la bactériologie et à ses applications pratiques, l'hygiène et l'asepsie. Son intérêt pour la science ne se concevait pas sans en faire découler des conséquences pour la pratique médicale. Cette époque était celle de la révolution de la biologie illustrée par Robert Koch et Louis Pasteur qui furent ses modèles. Elle fut marquée également par la découverte de l'hygiène avec Semmelweiss, Lister et Lucas-Championnière dont il fut l'élève. Sa thèse sur l'*Etude du vibrion cholérique* reposa sur un énorme travail de recherche personnelle dont témoignent les nombreux cahiers de notes où il consigna ses observations. Certaines maladies qui faisaient des ravages mortels à l'échelon universel comme la variole étaient en passe d'être vaincues par la vaccination découverte par Jenner, mais d'autres comme le choléra continuaient à se propager sous forme d'épidémies meurtrières dans la population civile comme chez les troupes en campagne. Ces épidémies avaient fait cinq fois plus de morts au cours de la guerre de Crimée que les blessures causées par les armes. Malgré d'importantes résistances du corps médical, les vues pastoriennes sur la diffusion des germes et leur prévention par l'hygiène et les vaccinations faisaient leur chemin. A l'instar du Maître, avec la vaccination contre la rage, ses élèves comme

Roux, avec la sérothérapie antidiphtérique, Calmette avec ses recherches sur la vaccination contre la tuberculose par le BCG, faisaient reculer ces maladies infectieuses qui étaient la cause principale des décès.

Eugène Doyen va s'imprégner très tôt de ces idées que son voyage d'études en Allemagne ne fera que renforcer. Sa première création à Reims sera celle d'un laboratoire de bactériologie et parmi ses responsabilités figurera la chefferie du laboratoire municipal de bactériologie et l'enseignement de l'histologie et de la bactériologie avec l'instauration de travaux pratiques. Sur le modèle de Louis Pasteur et d'Albert Calmette, son intérêt pour les microorganismes s'étendra à l'économie dont témoignent les prises de brevets concernant la vinification du champagne. L'étude des levures lui inspirera les applications à la production de médicaments qui susciteront l'enthousiasme de certains et le scepticisme de beaucoup. La recherche de l'époque fait une large part à l'intuition et beaucoup moins aux preuves attendues d'une démonstration scientifique. La commercialisation de la *Staphylase* et de la *Mycolysine* ne sera précédée d'aucune expérimentation que l'on pourrait qualifier de scientifique. A cette époque disait-on : « *la médecine consistait à traiter des maladies dont on ne savait rien avec des médicaments dont on ignorait tout* ».

C'est en effet sur des données purement empiriques que repose la découverte de ces médicaments. La levure de bière connaissait une vogue importante parmi les médecins. Thierry Lefebvre, dans la *Revue d'Histoire de la Pharmacie,* relate que « L'action de la levure de bière contre la furonculose a été signalée en Angleterre, dès 1852, dans le *Lancet* par le Docteur Moose. En 1855, les garçons brasseurs de Strasbourg connaissaient son action.

Après une longue période d'oubli, la levure de bière fut recommandée de nouveau en 1894, à Wignehies, dans le Nord, par le Docteur Debouzy, puis par le Docteur Gobert, de Lille, et, en 1896, à Paris par de Backer. Ce remède était jusqu'alors employé d'une manière empirique et sans méthode précise. » Brocq se traita lui-même avec succès d'un anthrax, et les indications de la levure furent alors étendues au traitement de multiples infections et au diabète.

Doyen dans *L'immunité en six leçons* écrit : « *J'ai eu immédiatement cette idée qu'il devait exister dans les levures actives une substance immunisante, analogue aux albumines immunisantes des sérums antitoxiques... Je suis arrivé à isoler, à la fin de l'année 1899, de plusieurs échantillons de levure, des extraits albuminoïdes solubles à froid, presque entièrement précipitables par la chaleur en solution acide, et doués d'une action thérapeutique remarquable.* » Selon lui, ces colloïdes ont la propriété de stimuler la phagocytose, tout en régulant la leucocytose, d'où l'appellation qu'il leur donne de « *colloïdes phagogènes* ». Dès le 13 juillet 1900, il fait part de ses premières conclusions à l'Académie de Médecine, ne recueillant que le scepticisme de ses auditeurs, dont le Professeur Debove qui sera Doyen de la Faculté de Médecine. Cela ne l'empêche nullement de persévérer et à prépare deux solutions « *très actives contre l'infection staphylococcique* », l'une buvable qu'il appelle la *Staphylase* pour caractériser son action sur le staphylocoque, l'autre injectable, désignée sous le terme de *sérum végétal anti staphylococcique*, « *pour rappeler, bien que ce ne soit pas un sérum animal, qu'il s'agissait d'une solution albuminoïde immunisante, dont l'action était très analogue à celle des anticorps des sérums d'animaux vaccinés.* »

Comme à son habitude, ces produits furent immédiatement utilisés en pratique humaine, d'abord dans son Institut, puis en dehors à la demande de divers praticiens. Le succès fut immédiat, dépassant selon ses dires plus d'un million de prescriptions sur un an. Cela suscita de nombreuses réactions, notamment de la part des pharmaciens, auxquels il répondit que son titre de Docteur en médecine lui conférait le droit de préparer, de prescrire et de délivrer ces produits sous sa propre responsabilité, tout en se réservant la possibilité de les mettre en vente en pharmacie, « *lorsque les observations favorables se seront multipliées par milliers.* » Les indications se multiplient rapidement au point d'en faire une véritable panacée dans les infections les plus diverses. Il proposera même de l'étendre au vulgaire rhume, en ayant fait l'expérience sur lui-même. Allant plus loin encore, il étend la « *méthode phagogène* » à la tuberculose après avoir traité avec succès une arthrite tuberculeuse grave du coude. Le 13 octobre 1910, il fait part de 116 améliorations obtenues sur 206 malades traités dans une communication au Congrès de Médecine. Cette « *combinaison audacieuse de la méthode phagogène et de la vaccination antituberculeuse* » se révéla malheureusement avec le temps parfaitement inappropriée. Une solution similaire, appelée *Phanphagine* fut également proposée en médecine vétérinaire pour traiter la pneumonie du cheval.

La *Mycolysine* apparait en 1907, correspondant à une composition très proche de celle de la *Staphylase*, pouvant être administrée par voie orale ou par voie injectable. La voie orale était réservée aux cas de surmenage, d'anémie, d'asthénie au cours d'affections chroniques, et dans les maladies infectieuses aiguës, jusqu'à quatre cuillères à soupe toutes les deux heures. En cas de symptômes inquiétants, des injections hypodermiques de 5ml dans la graisse sous-cutanée étaient préconisées, susceptibles d'être répétées toutes les quatre heures et associées, dans les cas les plus graves, à des doses de 50ml par voie orale, quatre à cinq fois par jour. L'importance des doses pouvait laisser augurer du manque d'efficacité mais aussi de toxicité du produit.

L'ambition de Doyen dépassait de beaucoup la lutte contre l'infection. Dès 1885, il crut avoir isolé le microbe du cancer, qu'il baptisa *Micrococcus neoformans.* Malheureusement, il s'agissait d'une erreur de manipulation et sa méthode ne put jamais être reproduite par d'autres expérimentateurs. En 1902, une correspondance avec Albert Calmette, qui l'avait en estime et en amitié, jette un éclairage scientifique sur sa découverte. Avec beaucoup de tact, Albert Calmette démontre que ce microbe est un staphylocoque dont les caractéristiques en culture en milieux solides et liquides sont celles d'un staphylocoque blanc, c'est à dire d'un germe de souillure, hôte habituel de la peau. Le microbe prend le gram et se colore bien avec toutes les couleurs d'aniline. La description des observations de Calmette est d'une grande précision, qui aurait dû mettre un terme aux supputations de Doyen, mais celui-ci est obstiné et en 1903, il va annoncer au congrès international de Madrid la découverte du microbe.

Même après 1905, le Docteur Georges Küss rapporte que Doyen continuait vouloir démontrer à l'aide de coupes observées au microscope, l'existence des cultures, et sur la base d'expérimentations d'injections intra péritonéales chez la souris, le développement de tumeurs cancéreuses. Les coupes faites avec un microtome de son invention sont d'excellente qualité, mais lors d'une démonstration qu'il effectuait avec le Docteur Toupet à la Société d'Anatomie,

M. Cornil met son œil au microscope, inspecte longuement la préparation, puis demande à Doyen : « *Monsieur Doyen, à quel niveau avez-vous fait vos coupes ?* » Doyen lui donne une explication à laquelle M. Cornil réplique de façon péremptoire : « *Eh bien c'est une erreur ; vos coupes ont été faites au niveau de la queue du pancréas, et c'est cela qui vous donne l'impression que c'est un cancer.* » Il ne restait plus à Doyen qu'à replier son matériel et à sortir sans un mot.

Il faut se remettre dans le contexte de l'époque avant d'accuser Doyen de manquements à l'éthique en se dispensant d'expérimentations préalables à toute transposition chez l'homme, qu'il s'agisse de médicaments ou de greffes de cellules tumorales. Ce qui nous paraît inadmissible aujourd'hui n'arrêtait pas les plus grands savants de l'époque, à commencer par Louis Pasteur lui-même. Doyen affirmait dans son livre *Le malade et le médecin* : « *Inoculer le cancer, c'est à dire donner le cancer à un être humain encore indemne est une aberration que ne saurait excuser l'amour de la science, un crime de droit commun passible des tribunaux.* » Cette assertion à laquelle on ne peut que souscrire est en opposition aux accusations qui furent portées contre lui d'avoir volontairement greffé un cancer, alors qu'il était encore jeune chef de clinique, dans les années 1887, à Reims. C'est au cours de l'été 1891, qu'un scandale éclate dans la presse sur dénonciation d'un membre de l'Académie de Médecine. Un chirurgien rémois, très vite identifié comme étant Eugène Doyen, « *aurait pratiqué quelques années auparavant une greffe de tumeur cancéreuse sur des patients pour vérifier l'inoculabilité du cancer.* » La presse locale, nationale et professionnelle s'empare de l'affaire « *de la greffe cancéreuse.* » Le feuilleton dure tout l'été mais n'aura pas d'autres suites.

Lors d'un diner à Marchais, chez le Prince de Monaco, en réponse à une question du Docteur Paul Regnard qui lui avait demandé : « *Dites-nous donc, Doyen, est-il vrai que vous avez greffé un cancer à une jeune femme ?* » il avait répondu : « *Oui, mais je n'ai fait que greffer à cette femme, dans une autre partie de son corps, un fragment du cancer que je lui avais enlevé.* » Le principe qu'il avait imaginé, mais qui ne reposait sur aucune donnée scientifique, était que la greffe de tissu cancéreux en tissu sain aurait permis d'immuniser l'organisme contre le cancer.

Lorsqu'il faisait appel à certaines découvertes, telle celle de Metchnikoff sur la phagocytose, c'était pour les appliquer sans discernement à ses théories. Il avait également une propension à universaliser l'emploi de ses thérapeutiques, en particulier de la *Mycolysine* : « *J'ai perfectionné la préparation de mes liquides immunisants et je suis arrivé en 1909 à combattre par l'injection d'une seule et même préparation presque toutes les maladies l'homme et des animaux.* » On sait que la panacée est une invention mythologique, portant le nom de la fille d'Asclépios, et même ceux qui sont plutôt favorables à la *Mycolysine* sont beaucoup plus nuancés : le médecin inspecteur général Delorme constate que sa méthode employée dans l'armée n'a pas toujours été concluante. Albert Calmette, malgré un certain enthousiasme, suggère à Doyen de s'assurer que les processus inflammatoires ont été jugulés par la médication et pas seulement mis en sommeil. Metchnikoff espère que Doyen a découvert une substance douée de réelles potentialités thérapeutiques mais « *qu'il faut attendre des résultats persistants et scientifiquement contrôlés.* » L'utilisation de la *Mycolysine* dans le traitement de la fièvre aphteuse fera l'objet d'une étude, sous contrôle vétérinaire sur trente vaches par les

Professeurs Leclainche et Panisset, qui concluront que « *le traitement n'est pas nocif, qu'il évite la maladie et met tout au moins les animaux à l'abri de complications graves.* » De 1906 à 1909, Doyen travaille en collaboration avec Madame François-Franck au Collège de France, qui confère à ses travaux une caution scientifique, mais dans le même temps, il ne peut s'empêcher d'une profitable publicité en affirmant dans un fascicule sur la méthode *Phagogène* la guérison des maladies infectieuses de l'homme, du cheval, du bœuf, de la chèvre, du chien, du lapin, de la poule, du pigeon par la *Mycolysine* et la *Panphagine* ! Aux environs de 1900, les spécialités pharmaceutiques étaient encore extrêmement rares, et bien des médecins s'ingéniaient à créer sirops, médicaments et pommades auxquels ils donnaient fièrement leur nom. Chaque médecin fixait lui-même la composition et la posologie de ses prescriptions. Bien que chirurgien, Doyen n'échappa pas à l'usage d'autant que ses antécédents de recherche au laboratoire lui conféraient une légitimité reconnue.

Son génie inventif le poussa également à rechercher du côté de la physique des thérapeutiques de destruction des cancers par des courants de haute fréquence à basse tension qu'il appela *voltaïsation bipolaire* agissant par *électrocoagulation thermique*. Il y travaillera dans les dernières années de sa vie et son fils en tirera sa thèse de doctorat. Doyen les appliqua avec succès, dès 1907, à la destruction de cancers superficiels, et publia ses résultats au Congrès de Budapest, en 1909. En revanche, il sera hostile à la radiothérapie et à l'électrocoagulation. Il utilisa l'électricité pour obtenir une augmentation de chaleur locale dans un champ opératoire, permettant d'atteindre une température de 56°C pour détruire des cellules cancéreuses inextirpables. On ne retrouve pas trace dans l'exposé de son activité de l'utilisation de la radiographie, bien que la première radiographie ait été réalisée le 22 novembre 1895, à Wurtzbourg, par Roentgen, qui radiographia la main de sa femme, avec un temps de pose d'une heure. Un journal médical de 1896 s'interrogeait pour savoir s'il ne s'agissait pas d'une plaisanterie ou d'une mystification. Le Doyen de la Faculté de Médecine, Paul Brouardel, adressa un blâme à Tarnier qui avait demandé à son ami Bary de faire une conférence sur les rayons X dans sa clinique d'accouchement de la rue d'Assas pour « *avoir ouvert les portes d'un local de la faculté à une véritable mystification* ». L'installation de la minuscule salle de radiologie d'Antoine Béclère à l'Hôpital Tenon et le petit réduit sous un escalier où il développait les plaques de verre témoignent de cette époque héroïque des débuts de la radiologie dont il ne semble pas que Doyen ait pu tirer profit. Il entrevit également la récupération du sang épanché en vue d'une autotransfusion bien avant l'apparition du concept. L'activité créatrice d'Eugène Doyen a donc été considérable et il a ouvert de nombreuses perspectives par ses visions originales et les perfectionnements permanents de ses techniques.

Un aspect un peu moins connu de l'activité de Doyen fut l'étude de la balistique qui l'a intéressé toute sa vie et dans laquelle il était devenu maître. Dès 1888 et jusqu'à la fin de sa période champenoise, il effectua avec l'aide de M. Guigard des expériences de tir sur des cadavres avec des munitions allant du projectile aiguille de petit calibre jusqu'à celui de 12,5mm. Il établit la différence entre le caractère perforant et la puissance d'arrêt, ainsi que les différents types d'effets vulnérants. Ces études intéressaient le chirurgien, car il voulait étudier les lésions provoquées par les armes de guerre, en particulier les fractures et les dégâts des tissus mous qui les entouraient. Il mena tout un travail sur les effets des projectiles en fonction de l'incidence sous laquelle ils étaient tirés, la vitesse initiale, la distance, le calibre et le poids des balles. Ces travaux lui permirent de déterminer le calibre minimum pour qu'une balle immobilise le blessé. Il s'opposa aux Etats-majors qui préféraient les projectiles blindés destinés à perforer les cuirasses de cavaliers par feu de peloton à huit cents mètres alors qu'il préconisait des projectiles à tête molle à fort pouvoir d'arrêt à plus courte distance, beaucoup plus délabrant que perforant. Il avait réuni une importante collection des os fracturés dont il avait reconstitué les fragments. Cette collection qui avait été déposée à la Faculté de Médecine disparut mystérieusement. On suppose qu'un agent secret japonais, travaillant depuis plusieurs années dans le laboratoire de Metchnikoff à l'Institut Pasteur et à l'Institut Doyen, aurait dérobé toute la collection, au décès subit d'Eugène Doyen. Il n'en reste que quelques photographies de fragments osseux rassemblés et montés en modèles. De même de nombreuses photographies ont été conservées des cartouches et des balles qu'il avait réunies ou pour certaines inventées.

Doyen ne se contentait pas de ces expérimentations isolées, mais il mena des études approfondies notamment en collaboration avec Gustave Eiffel, étudiant la vitesse des projectiles par photographie et cinématographie. Durant la première guerre mondiale, il étudia un mortier mobile sur pneus dont il définit le diamètre, la longueur de tube et le calibre des munitions par des essais systématiques. Après son décès, en 1917, son invention lui valut de gagner un concours de l'Etat-major, qui choisit son mortier lourd de 120 millimètres et commanda une présérie de 2 000 tubes et de 100 000 munitions qui ne furent toutefois pas utilisés avant la fin du conflit mais servirent de modèles aux mortiers contemporains.

Se basant sur son expérience indéniable, il s'auto-proclama en 1914, expert balistique dans le procès de Madame Caillaux, autant pour faire valoir ses compétences que pour s'opposer aux experts officiels dont il démolit systématiquement les argumentations, comme on le détaillera dans ses démêlés judiciaires.

CINÉASTE ET PHOTOGRAPHE

Lorsque Louis Lumière fit le 22 mars 1895, à Lyon, la première démonstration de son invention du cinématographe, Eugène Doyen comprit aussitôt tout l'intérêt qu'il y aurait à l'utiliser pour l'enseignement et la diffusion de la technique chirurgicale. Dès 1897, Doyen avait pu prendre contact avec deux cameramen des frères Lumière, Clément-Maurice Gratioulet, dit Clément Maurice, et Ambroise-François Parnaland, pour leur faire filmer certaines de ses interventions à des fins d'enseignement. Les deux techniciens avaient demandé de tester au préalable leur prise de vue sur un cadavre, puis à la lumière du jour pour assurer des conditions d'éclairage suffisantes, mais Doyen ne voulut rien changer à son projet d'enregistrement cinématographique d'une intervention chirurgicale. Il leur demanda d'adapter leur matériel afin de pouvoir filmer des séquences plus longues, qui atteignirent jusqu'à neuf minutes, dans des conditions optimales d'éclairage intérieur, étant évident qu'il n'était pas envisageable d'opérer en plein air. Un premier essai fut enregistré lors d'une craniectomie que Doyen effectua dans sa clinique de la rue d'Iéna. Au début de 1898, il filma avec succès deux nouvelles interventions chirurgicales, une craniectomie et une hystérectomie, qu'il s'empressa d'aller présenter le 28 juillet 1898 à la réunion de l'Association Médicale Britannique à Edimbourg où elle fut accueillie avec enthousiasme. Il fut nommé Docteur « honoris causa » de l'université d'Edimbourg, comme en atteste une photographie de groupe où figure le Professeur Simpson, l'inventeur de l'anesthésie au chloroforme. Il n'en fut pas de même à son retour à Paris où l'Académie refusa d'inscrire à son programme des XIIe et XIIIe congrès de chirurgie, en 1898 et 1899, les premières productions de cinématographie médicale, aux prétextes qu'elles auraient un objectif plus professionnel que médical et révèleraient au public les secrets du compagnonnage chirurgical. La prise de vues en plan large où les chirurgiens occupent une place importante sur l'image pourrait justifier le premier argument, alors qu'il est difficile de saisir les aspects techniques de l'intervention. Quelques années après Doyen, Jean Comandon reprendra la production de films médicaux mais il filmera les interventions en gros plans et développera la microcinématographie avec l'Institut Pasteur.

Même si le fait d'être à la fois un précurseur du cinéma médical et la vedette du film flattait son ego surdimensionné, Doyen mettait clairement en avant l'intérêt pédagogique, déclarant : « *Si vous photographiez au cinématographe une opération typique, où il est fait usage d'un instrument, vous ferez comprendre en moins d'une minute à un millier de personnes ce que toute une conférence ne pourra démontrer qu'à un petit nombre d'étudiants placés à côté du professeur. Bientôt les élèves n'encombreront plus inutilement les salles d'opération où ils assistent bien souvent en curieux... Ils devront suivre, avant d'être admis auprès du chirurgien, un enseignement préparatoire.* »

Alors qu'aujourd'hui on filme essentiellement le champ opératoire, ces premiers films mettaient en scène essentiellement le chirurgien et ses aides en train d'opérer. Malgré les imperfections techniques de l'époque, ces films représentent davantage un intérêt documentaire considérable de l'histoire de la chirurgie à cette époque qu'une réelle valeur pédagogique. D'autres chirurgiens s'essayèrent à filmer leurs interventions, mais aux dires de Doyen, ce furent des échecs par rapport à ce qu'il considérait comme la démonstration de sa maîtrise opératoire, alors que des confrères jaloux l'accusaient de trucage. Une cabale fit taxer les projections de spectacle immoral et interdire ces films dans presque tous les pays, même si, en 1902, le jury de l'exposition des moyens d'enseignement en médecine, à Berlin, lui décerna une médaille d'or pour son cinématographe. Doyen continua de produire de nombreux films, mais ses confrères enseignants refusèrent de les présenter dans leurs enseignements, alors même qu'ils utilisaient sans vergogne les instruments et les techniques qu'il avait mis au point. Lorsqu'il visionnait ses films, Doyen disait lui-même qu'il avait observé et critiqué certains de ses gestes, lui permettant d'apporter des améliorations qu'il n'aurait pas imaginées sans la démonstration apportée par le cinéma. « *Quand je me suis vu sur un écran, j'ai enfin pu juger de ce que je faisais. Il me restait à corriger, perfectionner, simplifier et améliorer sans cesse la qualité de mes gestes chirurgicaux et le cinéma, dans ce domaine, s'est montré irremplaçable* ». Il put ainsi améliorer son positionnement et celui de ses aides, rapprocher les tables qui portaient les instruments, simplifier les gestes opératoires et les rendre plus rapides et plus efficaces. Les enregistrements vidéo ont depuis lors largement popularisé l'aide des images à l'amélioration des techniques, en particulier chez les sportifs de haut niveau.

Doyen avait lui-même imaginé les appareils servant à l'enregistrement et les projecteurs permettant de visionner les films. Sur ses premiers projecteurs, les films défilaient à partir d'une bobine mais étaient recueillis sur une étoffe de velours noir avant d'être rembobinés manuellement. Il fera ainsi progresser sans cesse la technique, allant jusqu'à réaliser avec l'aide de son mécanicien Auguste Hulin, en 1913, une caméra stéréoscopique et des films en couleurs. Il bénéficie de l'aide de brillants techniciens, tel Auguste Baron, qui en août 1900, réalisera, dans la clinique de la rue Piccini, un film « *La résection du genou. Opération du Docteur Doyen. Prise de vues par A. Baron.* » En fait, le cameraman attitré de Doyen sera Clément Maurice, qui travaillait pour Gaumont et sera nommé par contrat en 1899 « *Chef et directeur des laboratoires radiographiques et cinématographiques* ». Une lettre de Clément Maurice, reproduite dans la *Revue du Cinéma,* rapporte ce que fut sa collaboration avec Doyen : « *C'est vers 1896-1897 que le Docteur Doyen me fit demander par l'intermédiaire de M. Krauss, l'opticien, si je pourrais enregistrer au cinéma quelques-unes de ses opérations chirurgicales. La difficulté du moment était l'enregistrement de bandes de plusieurs centaines de mètres avec les appareils dont on disposait qui ne le permettaient pas. Après des modifications apportées à mon appareil de prise de vues, nous pûmes faire, dans sa salle d'opération de l'avenue d'Iéna, un essai sur une craniectomie qui nous donna d'assez bons résultats... Une autre difficulté provenait des objectifs qui n'étaient pas suffisamment lumineux pour travailler à l'intérieur de la salle d'opération. C'est dans la nouvelle clinique, rue Puccini, où la salle était plus claire que nous avons pu enregistrer d'une manière presque parfaite.* »

Entre 1899 et 1906, il produisit plus de soixante films en 16mm que Doyen va présenter dans les congrès de Londres, Lisbonne, Berlin et Moscou. Lorsque Doyen faisait une conférence, il présentait d'abord au public des graphiques, des diagrammes, des photographies mais terminait avec un film. Un de ses collègues, Jean-Louis Faure, qui avait succédé à Samuel Pozzi, l'ennemi intime de Doyen, à la chaire de chirurgie gynécologique de la Faculté de Paris, mais qui appréciait Doyen, disait après avoir assisté à la projection d'un de ses films : « *Magnifique ! Je n'ai qu'une remarque à faire : on voit bien le chirurgien mais très peu sa chirurgie...* »

La reproduction des interventions chirurgicales n'était qu'une partie des nombreuses occupations de Clément Maurice. Son principal travail fut de faire ou de reproduire cinq ou six cents photographies destinées à illustrer le traité de technique chirurgicale du Docteur Doyen. Outre les caméras qu'ils avaient mises au point ensemble, Doyen avait également construit des appareils photographiques, dotés d'objectifs Zeiss, soigneusement sélectionnés, produisant des photographies d'une qualité exceptionnelle pour l'époque.

Le Professeur Portier rapporte plusieurs anecdotes savoureuses, très révélatrices de la psychologie et des comportements de Doyen. La qualité des matériels photographiques et cinématographiques de Doyen avait donné l'idée au Prince Albert 1er de Monaco, avec qui il était ami, de lui demander de prêter une caméra pour partir en croisière au Spitzberg. Doyen accepte mais décide de l'accompagner avec son opérateur Clément Maurice. Le Prince qui était passionné par la science et la médecine, était souvent accompagné dans ses croisières de savants et c'est ainsi que Richet et Portier, au cours d'une croisière océanographique, découvrirent fortuitement le mécanisme de l'anaphylaxie.

Le yacht princier fait escale à Kiel où se trouve le Kaiser Guillaume II sur son yacht impérial le

Hohenzollern qui invite le Prince et ses hôtes à diner à bord. Doyen, sachant que le Kaiser doit se faire opérer et qu'il lui plairait bien de le faire, propose de projeter quelques-uns de ses films chirurgicaux. Guillaume ayant accepté, Doyen organise la projection, qui doit cesser prématurément, le seigneur de la guerre s'étant évanoui pendant la séance et ne voulut plus voir Doyen. Une vedette du *Hohenzollern* les ayant reconduits jusqu'au *Princesse Alice*, Doyen déclara au Professeur Portier : « *ça m'embête de devoir quelque chose à ces gens-là* ». Ayant fouillé dans sa poche il en retire une pleine poignée de louis d'or qu'il balance sur le pont aux pieds des grenadiers faisant une haie d'honneur.

Profitant de son séjour à Kiel, il proposa de faire une conférence aux étudiants en médecine et de leur projeter ses films. Il ne parlait pas allemand, mais ayant trouvé un étudiant qui parlait français, il lui fit traduire sa conférence qu'il apprit par cœur pendant la nuit et qu'il récita devant des étudiants venus en masse pour le voir. Tout marchait bien lorsque la projection s'arrêta soudainement. Son opérateur lui dit que c'était grave et qu'il faudrait pouvoir procéder à une réparation immédiate. « *Je vais la faire* » dit Doyen, et il demanda aux étudiants de l'attendre trois quarts d'heure. S'étant fait indiquer un bazar, il court acheter des vis, des fils métalliques et un ruban de caoutchouc. Il revient, démonte l'appareil, le répare et une demi-heure plus tard, tout marche parfaitement, si bien qu'il reprend et termine sa conférence. Clément Maurice l'opérateur glisse au Professeur Portier : « *Il est formidable, en réparant son appareil il vient d'y apporter une modification des plus heureuses, qu'il a inventée là, en agissant* ». Le qualificatif de « *mécano de génie* » qu'on lui attribua était donc parfaitement justifié. Il inventa aussi un stéréoscope qui comportait une lunette avec deux foyers, produisant le cinéma stéréoscopique, et en 1911, il mit au point un héliostat pour la microcinématographie des microbes et prit en 1912 un brevet pour l'invention de la tricinématographie en couleur.

Il considérait l'enregistrement cinématographique de ses interventions comme un remarquable outil pédagogique pour la formation des jeunes chirurgiens, mais c'était aussi une façon de se regarder faire, de s'améliorer et de corriger ses gestes. L'ensemble de l'équipe chirurgicale pouvait en tirer profit : « *Le chloroformisateur lui-même est surpris de se découvrir tel qu'il ne se soupçonnait pas auparavant. Il se voit tantôt nerveux et agité, tantôt calme et véritablement conscient de sa responsabilité. Les personnes qui présentent au chirurgien le thermocautère ou qui s'approchent pour recueillir la tumeur reconnaissent elles-mêmes bien souvent qu'elles ont fait une fausse manœuvre, facile à éviter désormais. Toute la psychologie du chirurgien et de l'ensemble de l'opération revit sur l'écran du cinématographe.* » Cette logique se retrouve aujourd'hui dans la révision critique des enregistrements vidéo des séances de simulation. Une réflexion d'Eugène Doyen montre que parfois l'homme fendait sa cuirasse quand il disait : « *Le cinématographe m'a procuré de réelles émotions ; un jour surtout, où je me suis découvert, dans certaines attitudes, une ressemblance tellement frappante avec mon père, le Docteur Octave Doyen, que je croyais le voir revivre devant moi.* »

Le plus sensationnel de ces films, réalisé en 1904, va connaître une célébrité particulière : « *La séparation des jumelles siamoises, Radica et Doodica* ». Quelques semaines plus tard, Doyen fut informé que le film de son intervention sur les sœurs siamoises était projeté dans les baraques foraines de la Foire du Trône pour amuser les badauds amateurs de sensations fortes. Antoine-François Parnaland, un de ses anciens caméramans, patron des studios et laboratoires Eclair, avait tiré un contre-type de l'opération et en avait vendu une copie à la Compagnie Pathé, à l'insu du chirurgien. La compagnie Pathé possédait un *Catalogue de films d'enseignement scientifiques et médicaux* destinés aux théâtres cinématographiques des grandes fêtes foraines. A cette époque, sur les champs de foire, les visiteurs peuvent découvrir les *dernières merveilles de la science* aussi bien que les *monstres de la nature,* des nains et des géants, des femmes à barbe et des hommes-troncs, la femme la plus grosse du monde, et les sœurs siamoises Doodica et Radica. Aussitôt ses ennemis crièrent au charlatanisme et au manquement à l'éthique, ce qui mit Doyen dans une colère folle. Le plus acharné était le Docteur Legrain, médecin-chef de l'asile psychiatrique de Ville-Evrard, regrettant qu'il n'y ait pas de Conseil de l'Ordre, pour condamner de telles pratiques et sauvegarder la dignité de la profession face aux abus de *mercantilisme* et de *pitreries médicales*. Doyen, dans son livre *Le Malade et le Médecin,* considérait qu'un Conseil de l'Ordre des Médecins était parfaitement inutile. Il exigea du Rédacteur en chef de la *Tribune Médicale* un droit de réponse, parvenant à convaincre le Docteur Legrain qui lui présenta ses excuses. Il décida néanmoins de porter plainte et un long procès s'en suivit, au terme duquel, Doyen prit la décision en 1906 de ne plus tourner de nouveaux films et de confier la distribution de tous ses anciens films à une firme commerciale spécialement créée, la *Société générale des Cinématographes Eclipse.*

Durant la première guerre mondiale, après la mort de Doyen, en 1916, la presque totalité de ses films fut détruite dans un incendie de la Société cinématographique

Gaumont. En 1990, 5 seulement des 60 films de la collection avaient pu être retrouvés. De façon très fortuite, par la suite, quelques rescapés de la production filmée d'Eugène Doyen furent retrouvés au Portugal. Les films proviendraient du cycle de conférences qu'il avait données en avril 1906 à la Faculté des sciences médicales et chirurgicales de Lisbonne dans le cadre du XVème Congrès International de Médecine et de Chirurgie. Un hebdomadaire portugais, « Illustraçao Portuguesa », consacra à l'événement un numéro spécial très élogieux et le quotidien de Lisbonne « O Seculo » publia le commentaire suivant : « *personne ne dira que le Docteur Doyen est lent dans ses gestes mais il ne donne jamais une impression de hâte comme c'est trop souvent le cas chez les grands chirurgiens. Le Docteur Doyen fait preuve en toutes circonstances d'une maîtrise incroyable de ses gestes et d'une précision admirable à contrôler chaque détail. A certains moments, le Docteur Doyen trouve encore le temps de se tourner vers l'objectif, c'est à dire vers ses futurs spectateurs et leur adresser comme un demi-sourire qui en dit long sur l'impression de force tranquille qui se dégage du film.* » En 2002, la Cinémathèque de Lisbonne annonça qu'elle avait pu complètement restaurer deux des trois programmes thématiques présentés par Doyen lui-même, en 1906 et 1911, chaque programme ne contenant pas moins de dix films.

Quelles furent les motivations de Doyen pour s'intéresser ainsi au cinéma ? Sa curiosité intellectuelle pour une nouvelle technique et d'en être un des promoteurs fut sans doute le premier mobile, puis vint certainement l'intérêt didactique que représentait le cinéma pour l'enseignement de la chirurgie, enfin et surtout il eut la possibilité de se mettre en scène lui-même, de montrer sa dextérité manuelle, sa prestance opératoire, et de léguer son image à la postérité. Il méprisait les honneurs qu'il ne pouvait avoir mais recherchait l'admiration d'autrui, opérant devant un parterre de spectateurs qu'il voulait éblouir. Malgré les aléas que connurent ses films, il est vraisemblable qu'il y voyait aussi un moyen de passer à la postérité. Son fils Robert organisa des séances de projection, et son petit-fils Jean, rassembla tous les documents qui put sauver, pour les transmettre, en particulier les nombreuses photographies, à la Bibliothèque Inter Universitaire Santé.

L'ŒUVRE DIDACTIQUE

Cette activité pédagogique commença à Reims, où jeune Chef de travaux d'Anatomie à l'Ecole de Médecine il effectua des enseignements et des ateliers pratiques très prisés des étudiants. Son large champ de compétences l'amène à délivrer des cours de Bactériologie et d'Histologie, doublés par la réalisation de travaux pratiques, puis, nommé Professeur suppléant de Chirurgie et d'Accouchements, à enseigner l'Ostéologie et la Médecine Opératoire. Manifestement doué pour l'enseignement qu'il aime pratiquer, il souffrira toute sa vie du rejet de ses collègues, en étant proscrit des cercles médicaux, en n'accédant jamais à la reconnaissance universitaire et en étant privé de toute fonction officielle d'enseignement. Il ne fit partie d'aucune Académie, et la tentative qu'il fit en proposant sa candidature à la Société de Chirurgie, souleva un tel tollé qu'il comprit qu'il valait mieux ne pas insister, en raison des haines tenaces qu'il avait accumulées contre lui. Comme dans toutes ses activités, il restera un marginal, mais aussi un enseignant génial et original, que ce soit dans la pratique de coupes anatomiques, de cultures bactériologiques ou l'utilisation du cinéma en médecine, dans un cadre purement privé, sur son temps et son argent. Dans l'*Institut Doyen* de la rue Piccini, outre les 160 chambres d'hospitalisation et le bloc opératoire, il créera un laboratoire, des installations de prises de vue et une galerie d'exposition de pièces anatomiques et de cultures bactériologiques.

Un des aspects les plus importants de son travail didactique fut la réalisation de multiples coupes et planches anatomiques suivant une technique de tronçonnage qu'il avait mise au point personnellement. Il avait conçu un équipement qui permettait de pratiquer des coupes du corps entier sur le cadavre congelé. Il supervisait personnellement la réalisation de ces coupes et il édita une série d'atlas d'anatomie topographique montrant des vues d'une qualité telle qu'il faudra attendre le scanner et l'IRM pour les revoir chez le vivant. Cette connaissance de l'anatomie, indispensable à la pratique chirurgicale qui nécessitait la pratique de nombreuses dissections, était mise ainsi à portée des étudiants sous forme de projections. Comme tout ce qu'entreprit Doyen on y trouve l'idée géniale de départ, la mise au point de l'instrumentation qui permettra la réalisation du projet, l'organisation minutieuse des travaux et la ténacité pour aboutir. Outre la conception du matériel, Doyen procédait à la fabrication à son établi, son seul souci étant la protection de ses mains de chirurgien. Il croyait aux vertus pédagogiques de l'image, à l'origine de son engouement pour le cinématographe mais aussi son intérêt pour la photographie et la microphotographie, réalisant ou faisant réaliser selon ses plans, appareils photographiques et caméra, avec les meilleures optiques de l'époque. Les clichés qu'il prenait lui-même ou faisait réaliser par des photographes, comme Demézy, ou des opérateurs, comme Auguste Baron et Clément Robert, sont d'une exceptionnelle qualité, de même que les dessins dus au talent de Millot. Celui-ci, ami de Doyen, qui était peintre animalier, réalisa, exceptionnellement pour lui, les magnifiques planches de son traité. Leur longue collaboration permettait à Millot d'assurer que Doyen était la simplicité même et méprisait l'argent.

Ses travaux firent l'objet de très nombreuses publications. A côté de quelques livres de chirurgie, comme celui consacré à la gastrectomie, l'essentiel de ses écrits chirurgicaux est constitué par le remarquable ouvrage en cinq tomes, le *Traité de thérapeutique chirurgicale et de technique opératoire,* publié entre 1908 et 1913, faisant l'objet de rééditions actuelles. Doyen y expose ses idées et décrit la technique de chaque opération, illustrée par les remarquables dessins originaux de son ami Millot. De très nombreuses photographies montrent les instruments et appareils de son invention. Avec le Docteur Roussel, il publie également un *Atlas de microbiologie* bénéficiant de la technique de microphotographie qu'il a mise au point. Il édite également un livre de vulgarisation sur le cancer, faisant le point sur les connaissances de l'époque.

Il fut le rédacteur en chef de la *Revue Critique de Médecine et de Chirurgie.* A partir de 1911, il publie une revue de présentation luxueuse chez Maloine, *Les archives de Doyen,* revue médico-chirurgicale mensuelle. On y trouve des articles de thérapeutique et de technique chirurgicale, de clinique vétérinaire et d'actualités médicales, de promotion pour sa Mycolysine. La revue est illustrée de magnifiques planches en couleurs, photographies des lésions, de coupes anatomiques et de préparations microscopiques. En raison d'un succès mitigé la publication ne dura que deux ans.

Doyen a effectué de nombreuses publications dans les journaux des différentes sociétés médicales et chirurgicales françaises, ainsi que les rapports des congrès auxquels il a participé à l'étranger, n'hésitant pas, comme à Moscou, faire une série d'interventions devant des Russes : « *Ils en rotaient des ronds de chapeaux. C'était de la fantasmagorie.* » Les contributions aux thèses de ses élèves, constituèrent plus de 250 communications. Pour un praticien non universitaire le nombre est considérable à cette époque.

Les livres que Doyen a écrits en dehors du contexte scientifique, comme *Le malade et le médecin*, en 1906, sont d'un moindre intérêt, car ils servent surtout de support à ses diatribes à l'encontre des *mandarins*, terme apparu bien avant mai 68, et des *pontifes*, membres éminents des facultés et des académies, ses cibles habituelles. Ce livre est une forme d'apologie où il se complait à se vanter, à rapporter des observations de malades qu'il a miraculeusement guéris et à accréditer le fait qu'il est le seul à pratiquer une médecine saine et exemplaire.

De même, le petit livre écrit en 1908 avec F. Hauser, *L'ogresse et les experts*, est une occasion de plus de pourfendre les experts et médecins légistes les plus éminents. Lors des procès de Jeanne Weber, la petite Bretonne accusée d'avoir étranglé des enfants, les experts parisiens viennent à deux reprises certifier que l'accusée est innocente, contre l'avis de leurs confrères de province. Remise en liberté à chaque fois, Jeanne Weber se fera prendre sur le fait et sera finalement condamnée. C'est une occasion pour Doyen de démolir la médecine légale officielle : « *Vous jugerez si vous examinez d'un peu plus près les hommes et les choses, que les titres et les décorations n'ont jamais donné une valeur à quiconque en est réellement dépourvu. Les Facultés de médecine offrent ce spectacle extraordinaire que la plupart des professeurs font de la clientèle et n'ont recherché ce titre que pour augmenter le prix de leurs visites et de leurs consultations.* » Ce ressentiment permanent à l'encontre de la médecine installée est à l'origine de nombreux pamphlets qu'il écrira jusqu'à la fin de sa vie dont les *Maximes*, recueil de réflexions acerbes et d'aphorismes satiriques.

Doyen s'est aussi égaré, comme lorsqu'il écrivit une préface dithyrambique d'un livre d'André Avèze, *L'amour à l'envers,* et, à supposer qu'il l'ait lu, on peut se demander comment il a eu le culot d'écrire « *j'ai lu votre livre avec beaucoup d'intérêt et je souhaite qu'il ait le retentissement que mérite une œuvre sincère et d'une grande valeur littéraire* ». Dans son journal, Cabanes écrit : « *Le Docteur Doyen qui est un chirurgien de quelque envergure, vient de se révéler bien médiocre préfacier. Il a, il est vrai, une excuse : le livre qu'il s'est chargé de présenter au public relevait bien plus de la pathologie mentale que de la chirurgie. Il y a là des pages qui feront pâmer d'aise les blasés séniles. Mais, le Docteur Doyen s'est-il un instant douté qu'il servait de parrain à un bréviaire du parfait uraniste ?* »

L'âge venant, Doyen a fini par se persuader qu'il était un conférencier hors-pair, alors qu'il ne faisait que de la réclame pour ses méthodes et les produits de son invention, qu'il pouvait passer pour un critique littéraire, lorsqu'en 1911 il présente une conférence sur « *Molière et ses médecins* », simple compilation de tirades extraites des pièces de l'auteur, et s'improviser polémiste en maniant la satire envers ses collègues. A la fin de sa vie il aura des ambitions de moraliste en écrivant des « Maximes » empreintes d'amertume et de ressentiment, mais dépourvues de toute qualité littéraire.

Doyen a laissé peu de lettres autographes, car il avait deux secrétaires à qui il dictait son courrier, et très rapidement il se mit à la machine à écrire, car son écriture était affreuse, tourmentée, véritablement illisible, un véritable gribouillage. Il se croyait capable de tout, le résultat étant, même du pire. Barres disait à propos de Doyen : « *combien il m'a paru naïf* » tandis que Robert Didier, dont le livre est un mélange équilibré d'admiration et de critiques, se demandait plutôt si parfois il n'était pas inconscient. Dans le labyrinthe de sa vie, il s'est souvent égaré, confirmant que parfois le génie côtoie la folie.

DÉMÊLÉS JUDICIAIRES

Tout au long de sa vie, Doyen eut des problèmes avec la justice. Comment eut-il été possible d'en être autrement avec les risques qu'il prenait et son bouillant caractère ? Le premier épisode débuta avec la greffe de cellules cancéreuses à une patiente. Si l'affaire tourna court du point de vue judiciaire, elle eut des retombées médiatiques immédiates et toute sa carrière fut marquée par la suspicion de pratiques marginales contraires à l'éthique. Elle fut sans doute une des causes à l'origine du rejet de Doyen par les institutions de la profession, d'autant qu'il ne fit rien pour atténuer le coup, et qu'il se montra toujours très hostile aux corps constitués et aux représentants institutionnels. Etait-ce par haine ou par dépit de ne pas avoir été reconnu ? Il ne semble pas que l'éthique ait été sa préoccupation majeure, mais cette opinion était partagée par beaucoup de scientifiques de l'époque, grisés par les succès de leurs découvertes, qui estimaient que les bienfaits escomptés pour l'humanité étaient plus importants que les risques qu'ils faisaient courir à ceux chez lesquels ils pratiquaient leurs expérimentations. Pour peu qu'il s'agisse de condamnés, la pratique était justifiée et normale, même pour un Louis Pasteur à qui il fut reproché de prendre certaines libertés avec l'éthique scientifique.

Doyen renonça aux greffes de cellules cancéreuses, mais il continua ses recherches sur le traitement du cancer avec la mise au point d'un sérum anticancéreux. Son utilisation et les honoraires considérables qu'il réclama pour sa prescription furent à l'origine d'un retentissant procès, à la fois dans la presse française et américaine. Monsieur G. Crocker, richissime banquier californien, avait effectué en 1903 un voyage autour du monde pour guérir son épouse, atteinte d'un cancer du sein. Elle avait été opérée à Cannes et à Londres et avait subi une ablation du sein et une ovariectomie. Ces multiples interventions avaient profondément altéré l'état général de Mme Crocker dont le cancer s'était généralisé et qui était considérée comme perdue. En avril 1904, elle et son mari apprirent la découverte par le Docteur Doyen d'un sérum anticancéreux qui serait actif même au stade de cancer inopérable et généralisé. Ils se rendirent donc immédiatement à Paris dans la clinique de Doyen. Le traitement débuta le 5 mai. Le chirurgien fit procéder par son assistant le Docteur Sée à 11 injections qu'il prescrivit par huit ordonnances et surveilla au cours de six visites. Le résultat immédiat fut catastrophique, la fièvre normale le lendemain, montait quatre jours plus tard à 39°5. Le 25 mai, M. Crocker effrayé par l'état de sa femme appelle à son chevet le Professeur Debove, et les Docteurs Routier et Graux. Il écrit au Docteur Doyen pour demander la suspension du traitement. Ayant pris conscience que la partie était perdue, Doyen ne répondit pas à cette lettre. Mme Crocker, libérée des injections, reprenant quelques forces, son mari l'emmenait en Amérique le 13 juillet et elle y décédait le 27. M. Crocker aurait pu comprendre que la situation était désespérée et que l'issue ne pouvait être que fatale mais les honoraires demandés et la manière dont ils le furent, incitèrent M. Crocker à intenter un procès au chirurgien.

Dès la première visite de Mme Crocker à la clinique de la rue Piccini, il fut demandé au Docteur Doyen quel serait le montant de ses honoraires qui répondit : « Je ne puis encore répondre. D'ailleurs, je ne m'occupe pas de ce détail, j'en charge mon secrétaire. » Dans la correspondance en Anglais, le secrétaire, M. Grenouillet est qualifié de *business manager*. Le 9 avril, M. Crocker demande à M. Grenouillet quels seraient les honoraires. Le manager ajourna sa réponse et ne répondit pas à une demande écrite le 4 mai. Ce n'est que le 10 mai, alors que Mme Crocker est au plus mal, que M. Grenouillet écrit à M. Crocker que « tous les soins nécessités seront compris dans un chiffre d'honoraires de 100 000 francs. » Le 15 mai, le manager adresse une nouvelle lettre où il écrit : « *Je vous prie de me dire quel jour je pourrai être réglé. En France l'usage est de régler au début du traitement.* » Le 17 mai, trahissant une hâte malséante, Grenouillet adressait ce nouveau billet : « *Je vous serais très obligé de me faire savoir si je puis faire toucher ce matin les honoraires du Docteur Doyen.* » M. Crocker envoya donc son homme d'affaires à M. Grenouillet à qui il demanda tout d'abord s'il n'y avait pas eu erreur d'un zéro. Celui-ci lui répondit que non, l'honoraire étant proportionné à la fortune du malade, à la particularité du traitement et à la notoriété du médecin. Une intervention importante donnait lieu à des honoraires de 500 à 1 000 francs, quand le prix d'une consultation d'un généraliste en région parisienne était de l'ordre de 2 à 5 francs. M. Crocker aurait souhaité qu'un contrat fût établi, ce que refusa Doyen, qui proposa de délivré un reçu de 100 000 francs contre un engagement qu'il avait rédigé le 18 mai, où il stipulait que la patiente présentait « *une récidive du cancer du sein en voie de généralisation et inopérable, mais qu'il espérait guérir* ». Il donnait l'assurance de poursuivre les injections et la surveillance à son appartement parisien, par son assistant chaque jour, et par lui-même aussi souvent qu'il serait nécessaire. Il mettait comme condition que la malade ne s'absente pas et poursuive le traitement aussi longtemps qu'il serait nécessaire. Le 25 mai, Doyen faisait à Mme Crocker sa dernière visite, et le 27 il acceptait sans protestation la cessation du traitement.

M. Crocker attaquait le Docteur Doyen en restitution de la somme, la malade étant décédée avant la fin du traitement. Pour Doyen, la convention avait été respectée puisque c'est M. Crocker qui lui avait demandé de ne plus venir. Le procès se déroula en six audiences devant le tribunal civil de la Seine, du 13 janvier au 24 février 1907. Le compte-rendu des débats fut publié intégralement dans le *Figaro* par son chroniqueur Henri Varennes. Me Charles Chenu, avocat de la partie civile, fit le plus implacable réquisitoire contre Doyen. Son argumentation tournait autour de quatre griefs : le caractère illicite de la production et de la vente du sérum, le dol pour qualifier le mensonge, la fourberie, l'imposture, la contrainte morale et l'inexécution du contrat. Maître Dujardin, avocat de Doyen, ancien camarade de collège, eut la tâche difficile de lui répondre dans sa plaidoirie, et la cause semblait perdue, lorsque Doyen se leva et demanda la parole : « *J'ai en effet réclamé des honoraires exceptionnels pour un traitement exceptionnel. Mais si vous voulez bien prendre la peine d'ouvrir le dossier, vous y lirez qu'en Amérique Monsieur Crocker gagne 50 000 francs par jour. Aussi ai-je demandé à Monsieur Crocker, pour soigner et sauver sa femme, deux de ses journées. Quel est l'ouvrier de Paris qui ne consentirait pas à donner deux de ses journées pour soigner et sauver sa femme ?* ». L'argument fit mouche et parvint à convaincre le substitut Wattinne, lequel démonta chacune des accusations. Le Tribunal adopta complètement les conclusions du substitut et Doyen gagna pleinement son procès. Hormis un attendu, jugeant exagérée la somme de 100 000 francs réclamée à titre d'honoraires, tous les attendus du jugement furent en faveur de Doyen et le Tribunal rejeta la demande de Monsieur Crocker qui ne fit pas appel.

Sa connaissance des armes à feu incitera Eugène Doyen à intervenir en juillet 1914, quelques jours avant la déclaration de guerre, dans le procès intenté à Madame Caillaux après qu'elle eut tiré sur Gaston Calmette. Son argumentation, appuyée sur des démonstrations péremptoires, est que ce ne sont pas les quatre balles qu'elle a tirées qui ont tué Gaston Calmette, mais les chirurgiens qui ayant trop tardé à l'opérer et n'ayant pas fait ce qu'il fallait qui sont responsables de sa mort. Dans sa chronique du *Figaro* du mardi 28 juillet 1914, Louis Latzarus éreinte Eugène Doyen dont il fustige la vantardise et la suffisance en le présentant comme un bateleur de foire. Il faut dire que Doyen n'a pas lésiné sur les moyens de convaincre : il a apporté un double mètre, un pistolet, une brochure remise aux jurés, un dessin sur sa chemise pour démontrer le trajet des balles, tout un matériel manipulé par deux assistants. Il va faire une longue déposition rapportée en détail dans le livre de Robert Didier. Appelé à la barre comme simple témoin, il n'hésite pas à s'appuyer sur sa notoriété, sur son expérience de spécialiste de la balistique et son habileté de chirurgien, à qualifier de roman le réquisitoire du Procureur de la République et à se livrer à de multiples digressions, sans liens évidents avec l'affaire. Orateur brillant et passionné, il parle très longuement, mais à la suite des dépositions de ses collègues Hartmann, Delbet, Cuneo, particulièrement agressifs à son égard, le plaidoyer du Bâtonnier Chenu, très caustique, achève de le décrédibiliser auprès du jury. Qu'allait-il faire dans cette galère ?

L'intérêt de Doyen pour les affaires militaires ainsi que son antipathie pour ses collègues de la Faculté l'incitèrent à prendre la défense du zouave Deschamps dans le procès qui l'oppose à Clovis Vincent. Elève de Babinski, celui-ci sera le chef du premier service de neurochirurgie créé à l'Hôpital de la Pitié-Salpêtrière. D'un grand courage au combat, il montra également une dureté féroce vis-à-vis des soldats victimes d'une psychonévrose de guerre en proposant une méthode de traitement, le *torpillage,* basée sur des décharges d'un courant d'intensité augmentée progressivement, appliquées dans des zones particulièrement sensibles de la surface cutanée, causant d'importantes douleurs. La controverse entre tenants de l'obligation faite aux soldats de se soumettre aux dictats des médecins militaires et ceux prônant le droit des patients à refuser des interventions mutilantes, sanglantes ou douloureuses, se poursuivra à la Chambre et dans des campagnes de presse jusque bien après la fin de la guerre.

Sa dernière apparition dans un prétoire eut lieu à Tours où s'ouvrit le 1er août 1916 le procès du zouave Deschamps. Ce soldat qui avait été blessé au combat le 12 novembre 1914, en Flandres belges, avait été opéré avec succès d'une hernie discale par un chirurgien britannique, mais persistait une plicature, *camptocormie,* pour laquelle il fut transféré dans le service de Clovis Vincent, à l'Hôpital Descartes de Tours. La consultation se passa mal, Deschamps refusant le traitement électrique, communément appelé par les poilus le *torpillage,* provoquant la colère de Clovis Vincent qui l'aurait frappé et envoyé en Conseil de guerre. L'objectif principal des médecins militaires de l'époque était de renvoyer dès que possible les soldats au combat en débusquant systématiquement les simulateurs et les planqués. Les psychonévroses de guerre, sous de multiples appellations, devaient être traitées par des moyens coercitifs.

Doyen qui n'était pas un parangon de douceur réprouvait cependant ces méthodes inhumaines et brutales, comme les décharges électriques sur toutes les parties du corps, constituant le torpillage. L'*Œuvre* publia la déposition de Doyen qui fit sensation : *Le Docteur Doyen, ayant été appelé à Tours par la défense, a pris violemment parti contre le Docteur Vincent... En résumé, le Docteur Doyen professe que la volonté du malade, qu'il soit civil ou militaire, doit toujours être respectée et il cite des exemples d'accidents mortels arrivés au cours d'opérations ou de chloroformisations imposées à des malades et à des blessés. Pour lui la méthode du Docteur Vincent n'est pas nouvelle, elle est purement empirique. Elle ne se recommande que par une impressionnante mise en scène. Il n'est pas bien sûr qu'il y ait eu un diagnostic. Il condamne l'emploi de la douleur surtout lorsque, ainsi que dans le cas présent, il s'agit d'une pareille électrocution. Deschamps était dans l'état de légitime défense. Puis il qualifie le Docteur Vincent de médecin boxeur et incohérent. Quelle est la légitimité d'un médecin qui se collette avec son client ?... Si j'étais le maître, c'est le Docteur Vincent qui serait au banc des accusés.* Devant la réaction de l'assistance, le Président doit faire évacuer la salle et demande à Doyen de retirer ses paroles. Doyen ayant obtempéré, le commandant Roux, commissaire du gouvernement, prononce son réquisitoire, suivi d'une « habile et émouvante » plaidoirie de Maître Paul-Meunier, qui permet au zouave Deschamps de s'en tirer avec six mois de prison avec sursis. L'affaire aura un retentissement considérable dans l'opinion publique et les médias, remontant jusqu'à la Chambre des Députés. Le traitement électrique des psychonévroses disparaitra dans les derniers mois de la guerre et le droit des soldats malades à refuser les soins est progressivement reconnu, reconnaissance posthume du bien-fondé de la position de Doyen.

UNE FIN DE CARRIÈRE DIFFICILE

Le prestige du jeune chirurgien qui opérait tous les malades difficiles de Reims et au-delà de sa région, la notoriété du grand chirurgien parisien invité dans les congrès du monde entier se sont éteints dans les dernières années de sa vie. Les querelles nourries par sa rancœur avec ses collègues universitaires, son orgueil, sa réputation sulfureuse, ses démêlés judiciaires avaient fini par lasser. La guerre trainait en longueur dans les tranchées et des milliers de morts assombrissaient les pensées. Les tâches d'inspection confiées par l'armée, notamment en Bretagne, ne le passionnaient pas, bien qu'il s'en acquitta avec rigueur. Il était surtout préoccupé par l'organisation du service de santé des armées qui lui semblait inadaptée et qui selon lui nécessitait des réformes urgentes qu'il exposa en juillet 1915 au Sénat et à la Chambre des députés. Surtout sa santé l'inquiétait, il scrutait les symptômes d'insuffisance cardiaque, tachycardie, essoufflement, œdèmes, qu'il consignait avec son écriture impossible dans son cahier et se prescrivait lui-même sa propre thérapeutique, estimant être le seul à pouvoir le faire convenablement. Même sous la surveillance de son médecin, le Docteur Thiroloix, il note toutes ses sensations, malaises, céphalées, insomnies, mesure chaque jour sa température, son pouls et inscrit tous les médicaments qu'il ingurgite. La veille de son décès, il inscrit : « *asystolie sans malaise* ». Alors que Julien Besançon était venu le voir en consultation avec leur ami commun Thiroloix, ils prononcèrent devant lui le mot digitale. Il leur asséna : « *Vous êtes des idiots, vous ne savez pas ce que c'est que la digitale. Il n'y a que moi qui sache ce que c'est.* » Du Doyen tout pur.

Il établit à l'avance un programme de régime et de traitement pour le mois de novembre, qu'il arrête comme par prescience de sa mort le 21 novembre, ce qui ne l'empêchera pas de continuer à opérer. En date du 2 novembre, il écrit : « *opéré foie ; beaucoup sué.* » Une dernière photographie, réalisée une quinzaine de jours avant sa mort, montre un homme las, au visage exténué, aux yeux fixes et au regard vague. L'impression est celle d'une grande tristesse, d'une profonde dépression, d'un homme qui sent sa fin prochaine. Il avait gardé toute sa lucidité et ne se faisait pas d'illusions sur la suite. Début novembre, il avait remis une serviette à M. Hulin lui disant : « *Mon cher ami, je vais claquer d'un moment à l'autre ; prenez ceci et mettez en ordre tous mes papiers ; je laisse assez à chacun ; je ne veux pas qu'on crie après ma mort.* » Le mardi 21 novembre 1916, il meurt au cours de la nuit, seul dans sa chambre au plafond de glaces de la clinique de la rue Piccini, sans avoir le réconfort d'une présence aimante ou amie. Doyen est mort à 57 ans, alors qu'il avait écrit : « *On ne doit plus mourir jeune et l'homme a désormais le pouvoir de prolonger la vie dans des proportions considérables ; quiconque observe les règles de l'hygiène et se met à l'abri des maladies doit être très vigoureux à l'âge de 80 ans.* » Il est certain qu'avec la vie qu'il mena et le surmenage qu'il s'imposa il dérogeait aux règles qu'il avait lui-même édictées. Découvert mort le matin, certains ont pensé qu'il s'était suicidé, ce qu'a démenti formellement Monsieur Hulin. Son état d'affaiblissement et l'existence connue d'une asystolie suffisent à penser qu'il est décédé d'une crise cardiaque. On ne peut pas cependant écarter formellement l'hypothèse du suicide, car il était seul, il avait arrêté son agenda à cette date, et comme il le revendiquait lui-même, il avait une connaissance des médicaments et de leur usage. Une telle personnalité « romaine » cadrerait avec une décision réfléchie de rester maître de son destin et d'échapper à la déchéance physique.

Dans la France en guerre, alors que se déroule la bataille de Verdun, son décès passera quasiment inaperçu. Sa femme qui était absente, et se divertissait sans doute à Deauville ou ailleurs, ne semble pas s'être préoccupée se son sort. Ses funérailles furent d'une extrême sobriété, et seuls quelques amis fidèles l'accompagnèrent au cimetière du Père-Lachaise où il repose.

Méconnu de beaucoup aujourd'hui, il ne mérite ni d'éloge dithyrambique, ni de condamnation infamante. C'était un personnage à la fois attachant et, par certains côtés, sympathique, fidèle à ses amis, curieux de tout, sans cesse en mouvement, d'une grande intelligence créatrice. Julien Besançon, qui lui consacra un chapitre de son livre « *La pie borgne* », intitulé « *un phénomène : Eugène Doyen* », écrit de lui : « *Doyen était un canard à trois becs. Il n'avait pas les mollets par-devant mais sûrement le cerveau à l'envers et paraissait descendu de quelque planète où se promènent des êtres sans loi. Tout ce qu'on a dit, ou tout ce que l'on peut dire de lui à droite, à gauche, en long, en large et en travers, en bien et en mal, tout est vrai ou vraisemblable.* » Les reproches que l'on pourrait formuler de son manque de rigueur scientifique ou de mépris de l'éthique, qui nous paraissent évidents et choquants aujourd'hui, étaient assez communs à l'époque où l'on privilégiait l'idée nouvelle, où l'on était prêt à sacrifier l'individu au progrès et au bienfait collectif potentiel. Doyen ne supportait pas la contradiction venant en particulier des autorités académiques et il était exigeant pour les autres comme pour lui-même. Son ego surdimensionné le rendait d'un orgueil incommensurable, ne supportant pas la moindre critique. Son apport à la médecine, à la chirurgie, à l'anesthésie, à l'enseignement est considérable. Toute sa personnalité était faite de paradoxes: agressif et vindicatif vis-à-vis de ses adversaires, il pouvait être compatissant et fidèle à ses amis, tantôt avare tantôt prodigue, chirurgien d'instinct, il ne négligeait pas la clinique médicale, la recherche biologique, ni l'enseignement de l'histologie et de l'anatomie, n'hésitant pas à pratiquer des expérimentations hasardeuses, il condamnait avec énergie des dérives éthiques comme le torpillage des poilus, méprisant les honneurs et les positions académiques, il avait cependant présenté sa candidature à un poste universitaire. Amoral et anticonformiste, il ne dédaignait pas de fréquenter princes et ministres, parfois naïf, il était orgueilleux et très imbu de sa personne. Ce mélange des extrêmes et de passions contradictoires faisait de lui à la fois un personnage hors normes et quelqu'un de très humain et attachant.

Le 24 avril 1938, l'administration des Hospices de Reims, installait dans une salle du nouvel Hôpital Civil, un musée à la mémoire d'Eugène Doyen. On y trouvait des instruments qu'il avait créés et dont il s'était servi tout au long de sa carrière et de nombreux souvenirs, quelques photographies, ses premiers appareils de photo et de cinéma, mais il fut quasiment impossible de rassembler les films qu'il avait réalisés et dont beaucoup avaient disparu dans l'incendie de la Gaumont.

BIBLIOGRAPHIE SOMMAIRE

BESANCON Julien. *Les jours de l'homme*. Vigot frères Edit. Paris, 1940

BESANCON Julien. *La Pie Borgne*, Edit. La Clé d'Or, 1948

BRAIN Archie. *The laryngeal mask. A new concept in airway management*. Br. J. Anaesth. 1983;55:801-5

BRISSON Adolphe. *Une heure de chirurgie chez le Docteur Doyen.* Les Annales 1906 ; 1747 : 610

CAZALAA Jean-Bernard. Le premier ancêtre du masque laryngé : le tube pharyngé de Doyen (1910). *Le Praticien en Anesthésie-Réanimation*, 2015; 527: 1-2

CAROL Anne. Expérimentation et thérapeutique : le cas Doyen (1859-1916), *Histoire du cancer (1750-1950)*, 2011

COHEN Jacques. *Le scandaleux Docteur Doyen ou la tragédie solitaire d'un surdoué.* Medic@ www.biusante.parisdescartes.fr

DAUDET Léon. *Les Morticoles*. G. charpentier et E. Fasquelle, Paris, 1894

DIDIER Robert. L*e Docteur Doyen chirurgien de la Belle-Epoque*. Librairie Maloine, Paris, 1961

DO O'GOMES Isabelle. Le cinéma scientifique : l'œuvre de Doyen, Thévenard et Comandon. *La gazette des archives*, 1996 ; 173 : 183-189

DOYEN Eugène-Louis. Le cinématographe et l'enseignement de la chirurgie. *Revue critique de médecine et de chirurgie,* 1899; 1: 1-6

DOYEN Eugène-Louis. *Etiologie et traitement du cancer.* Maloine Edit., Paris, 1904, 340 p.

DOYEN Eugène-Louis. *Le malade et le médecin.* Librairie Universelle, Paris, 1906

DOYEN Eugène-Louis. *Traité de thérapeutique chirurgicale et de technique opératoire*, Maloine Edit., Paris, 1908-1913
DOYEN Eugène-Louis. *L'immunité en six leçons*, Paris, Maloine-Flammarion, 1911
DOYEN Eugène-Louis. *Le service de santé de notre armée. Les réformes urgentes.* Observations présentées le 7 juillet 1915 à la Commission des armées du Sénat et à la Commission d'hygiène de la chambre des députés. Paris, Marétheux 1915
FABRE André. *Eugène et Octave Doyen, chirurgiens rémois.* 2014
FABRE André. Eugène Doyen, inventeur du cinématographe. 2015
FAURE Jean-Louis. *Eugène Doyen.* Presse Médicale. 1916; 66: 537-38
HARIDAS R.P. Eugene-Louis Doyen's pharyngeal tubes. *Anaesth. Intensive Care*, 2014; 42: 33-40
LEFEBVRE Thierry. *Le cas étrange du Docteur Doyen, 1859-1916.* Archives (Institut Jean-Vigo, Cinémathèque de Toulouse), 1990 ; 29 : 1-12
LEFEBVRE Thierry. Le Dr Doyen, sa Staphylase et sa Mycolysine. *Revue d'histoire de la pharmacie*, 1991; 289: 193-8
LEFEBVRE Thierry. L'anatomie topographique du Docteur Doyen, *La Revue du Praticien*, 1998; 1749-51
LEFEBVRE Thierry. *La chair et le celluloïd. Le cinéma chirurgical du Docteur Doyen.* Jean Doyen Edit. Paris, 2004
MAINGUY Paul. *La médecine à la belle époque.* Editions Le Nordais, 1981
MONTANT Roger. Doyen, chirurgien « hors-série ». *Archives Hospitalières.* 1943; 23-24: 361
POIRIER Jacques. Le *torpillage* des poilus par Clovis Vincent, médecin des Hôpitaux de Paris, in *La guerre,*

l'Assistance Publique, dans la grande guerre, Publication de l'A.P.H.P. 215 p., 2014 : 149-168
ROCHARD E. A propos du rapport de la commission de la Société de Chirurgie sur le traitement du cancer par le sérum de M. Doyen, *Bulletin général de thérapeutique médicale, chirurgicale, obstétricale et pharmaceutique*, 1905 ; 150 :85-88
SABON Paul. Les films chirurgicaux. *La Revue du Cinéma*. 1930 : 3-19
SCHERPEREEL Philippe, CAZALAA Jean-Bernard. *Eugène-Louis Doyen, 1859-1916. Chirurgien marginal et génial inventeur. Son apport à l'anesthésie-réanimation*. CHAR, 01/12/2017

TABLE DES MATIÈRES

MÉDECINE, SANTÉ, PSYCHIATRIE
AUX ÉDITIONS L'HARMATTAN

Dernières parutions

ESSAI SUR LE TRAITEMENT DU RAPPORT AU TRAVAIL DANS LE PROCESSUS THÉRAPEUTIQUE

Dominique Seguier

Le rapport au travail a ceci de particulier qu'il fait également resurgir tout un ensemble de questions à un moment de l'Histoire où le travail se métamorphose en se raréfiant spectaculairement Entre une pathologie de la réussite et la réalisation de soi s'intercalent des conceptions étranges venues d'ailleurs : « Gagner sa vie », « être motivé(e) », « relever le challenge ». Comprendre le Réel au détour du concept « travail » ainsi qu'à l'examen de son évolution socio-historique constitue un prérequis indispensable à la restauration de Soi. Telle est l'ambition de cet écrit.

(210 p., 21,5 euros)

ISBN : 978-2-343-14981-3, EAN EBOOK : 9782140101830

HISTOIRE D'OS
Mémoires d'un chirurgien orthopédiste
(1959/2017)

Gérard Alexandre

Ces brèves indépendantes les unes des autres, l'auteur retracent de l'intérieur avec un humour rabelaisien une série de situations et de portraits d'un monde mal connu. Par touches successives, le lecteur découvrira la vie agitée d'un interne, des portraits de chirurgiens, de patrons et de mandarins. Il verra le regard que porte le professionnel sur l'évolution de son métier, sur ses patients, les cas difficiles qu'il doit traiter, les situations cocasses qu'il rencontre, les milieux divers où il évolue. C'est le quotidien d'un métier riche en émotions de tous genres que le lecteur est invité à partager.

(Coll. Médecine à travers les siècles, 282 p., 28 euros)

ISBN : 978-2-343-15617-0, EAN EBOOK : 9782140098871

ÉLÉMENTS D'HYGIÈNE ET ASSAINISSEMENT DU MILIEU APPROFONDIS
Prévention et santé publique tropicale

Berry Kapya Lubamba

L'hygiène et l'assainissement du milieu s'inscrivent dans le cadre général de santé publique en amont des problèmes sanitaires et, comme le cas de la République Démocratique du Congo le démontre, il est important de les considérer comme des éléments de prévention au même titre que les vaccinations ou la protection maternelle et infantile.

(Coll. Harmattan Italia, 144 p., 23 euros)

ISBN : 978-2-336-31208-8, EAN EBOOK : 9782140054211

LE FLEUVE DE MA MÉMOIRE

Itinéraire d'un médecin d'Afrique

Emmanuel Eben-Moussi

Dans Le fleuve de ma mémoire, Itinéraire d'un médecin d'Afrique, Emmanuel Eben-Moussi convoque le passé et le présent à travers souvenirs et anecdotes. L'auteur tente de décrypter les nouveaux enjeux de terrain, et propose de nouvelles approches de formation et éducation médicales. Il décrit des itinéraires de vie, dans un monde à identités multiples, mais aussi fracturé face à l'instabilité.

(Coll. Écrire l'Afrique, 230 p., 22 euros)

ISBN : 978-2-343-12960-0, EAN EBOOK : 9782140050930

L'EXPÉRIENCE D'UN MÉDECIN DE SANTÉ PUBLIQUE AU BURKINA FASO

Brahima Michel Sombie

Cet ouvrage est le témoignage d'un acteur important du développement du système de santé du Burkina Faso.

(Coll. Harmattan Sénégal, 242 p., 24,5 euros)

ISBN : 978-2-343-12914-3, EAN EBOOK : 9782140049095

Structures éditoriales du groupe L'Harmattan

L'Harmattan Italie
Via degli Artisti, 15
10124 Torino
harmattan.italia@gmail.com

L'Harmattan Hongrie
Kossuth l. u. 14-16.
1053 Budapest
harmattan@harmattan.hu

L'Harmattan Sénégal
10 VDN en face Mermoz
BP 45034 Dakar-Fann
senharmattan@gmail.com

L'Harmattan Cameroun
TSINGA/FECAFOOT
BP 11486 Yaoundé
inkoukam@gmail.com

L'Harmattan Burkina Faso
Achille Somé – tengnule@hotmail.fr

L'Harmattan Guinée
Almamya, rue KA 028 OKB Agency
BP 3470 Conakry
harmattanguinee@yahoo.fr

L'Harmattan RDC
185, avenue Nyangwe
Commune de Lingwala – Kinshasa
matangilamusadila@yahoo.fr

L'Harmattan Congo
67, boulevard Denis-Sassou-N'Guesso
BP 2874 Brazzaville
harmattan.congo@yahoo.fr

L'Harmattan Mali
Sirakoro-Meguetana V31
Bamako
syllaka@yahoo.fr

L'Harmattan Togo
Djidjole – Lomé
Maison Amela
face EPP BATOME
ddamela@aol.com

L'Harmattan Côte d'Ivoire
Résidence Karl – Cité des Arts
Abidjan-Cocody
03 BP 1588 Abidjan
espace_harmattan.ci@hotmail.fr

L'Harmattan Algérie
22, rue Moulay-Mohamed
31000 Oran
info2@harmattan-algerie.com

L'Harmattan Maroc
5, rue Ferrane-Kouicha, Talaâ-Elkbira
Chrableyine, Fès-Médine
30000 Fès
harmattan.maroc@gmail.com

Nos librairies en France

Librairie internationale
16, rue des Écoles – 75005 Paris
librairie.internationale@harmattan.fr
01 40 46 79 11
www.librairieharmattan.com

Librairie l'Espace Harmattan
21 bis, rue des Écoles – 75005 Paris
librairie.espace@harmattan.fr
01 43 29 49 42

Lib. sciences humaines & histoire
21, rue des Écoles – 75005 Paris
librairie.sh@harmattan.fr
01 46 34 13 71
www.librairieharmattansh.com

Lib. Méditerranée & Moyen-Orient
7, rue des Carmes – 75005 Paris
librairie.mediterranee@harmattan.fr
01 43 29 71 15

Librairie Le Lucernaire
53, rue Notre-Dame-des-Champs – 75006 Paris
librairie@lucernaire.fr
01 42 22 67 13

www.ingramcontent.com/pod-product-compliance
Lightning Source LLC
LaVergne TN
LVHW051405061026
849535LV00009B/3370